Leben LERNEN
Klett-Cotta

Zu diesem Buch

Monodrama ist die Anwendung des von Jakob Moreno entwickelten Verfahrens *Psychodrama* im Einzelsetting von Psychotherapie, Beratung und Supervision. Unter Beratung wird hier sowohl die psychosoziale Beratung wie z.B. Erziehungsberatung, Suchtberatung oder sozialpsychiatrische Beratung als auch das Coaching im Feld der Personal- und Organisationsentwicklung verstanden. Auch wenn das Arbeiten in Gruppen im therapeutischen und psychosozialen Bereich wieder ein Revival erlebt, arbeiten die meisten therapeutisch und beraterisch tätigen Kolleg*innen heute überwiegend im Einzelsetting. Das vorliegende Buch ist als kompakte Einführung in die Welt monodramatischer Interventionen gedacht, die auch ohne Grundkenntnisse des Verfahrens Psychodrama im beruflichen Alltag eingesetzt werden können.

Die Reihe »Leben Lernen« stellt auf wissenschaftlicher Grundlage Ansätze und Erfahrungen moderner Psychotherapien und Beratungsformen vor; sie wendet sich an die Fachleute aus den helfenden Berufen, an psychologisch Interessierte und an alle nach Lösung ihrer Probleme Suchenden.

Alle Bücher aus der Reihe ›Leben Lernen‹ finden Sie unter:
www.klett-cotta.de/lebenlernen

Christian Stadler

Monodrama

Szenisch-systemisches Arbeiten im Einzelsetting

Klett-Cotta

Leben Lernen 319

Dieses Buch ist Reinhard Krüger gewidmet.

Klett-Cotta
www.klett-cotta.de
J. G. Cotta'sche Buchhandlung Nachfolger GmbH
Rotebühlstraße 77, 70178 Stuttgart
Fragen zur Produktsicherheit: produktsicherheit@klett-cotta.de

Printed in Germany
Umschlag: Jutta Herden, Stuttgart
unter Verwendung eines Fotos von © istockphoto/LUM/KK555
Gesetzt von Eberl & Koesel Studio, Kempten
Gedruckt und gebunden von Esser printSolutions GmbH, Bretten
ISBN 978-3-608-89257-4

Dritte Auflage, 2026

Bibliografische Information der Deutschen Nationalbibliothek
Die Deutsche Nationalbibliothek verzeichnet diese Publikation in der
Deutschen Nationalbibliografie; detaillierte bibliografische Daten
sind im Internet über http://dnb.d-nb.de abrufbar.

Inhalt

Vorwort

Psychodrama ist der griechische Begriff für etwas Seelisches (Psycho), das handelnd (drama) dargestellt wird. Die ›Wahrheit der Seele durch Handeln ergründen‹, so hat es Jakob Levy Moreno (1889–1974)[1], der Begründer des Verfahrens, ausgedrückt. Der psychodramatische Zugang zeichnet sich durch sein humanistisches und systemisches Grundverständnis sowie sein Denken in sozialen Netzwerken aus. Psychische, innere Sachverhalte werden im Psychodrama äußerlich sichtbar, und damit leichter und nachhaltiger handhabbar gemacht. Sinngemäß könnte man hier Tschechow zitieren: Das Eigentliche, »die eigentliche Atmosphäre beginnt, wo das Gerede endet«, im Handeln neben den Worten, hinter den Worten, jenseits aller Worte. Die konkreten Handlungsinterventionen des Psychodramas helfen dabei, hinter die Worte zu blicken.

Monodrama, von dem dieses Buch handelt, ist die Anwendung des Verfahrens Psychodrama im Einzelsetting von Psychotherapie, Beratung und Supervision. Unter Beratung wird hier sowohl die psychosoziale Beratung wie z.B. Erziehungsberatung, Suchtberatung oder sozialpsychiatrische Beratung als auch das Coaching im Feld der Personal- und Organisationsentwicklung verstanden. Auch wenn das Arbeiten in Gruppen im therapeutischen und psychosozialen Bereich wieder ein Revival erlebt, arbeiten die meisten therapeutisch und beraterisch tätigen Kolleg*innen heute überwiegend im Einzelsetting. Das vorliegende Buch ist als kompakte Einführung in die Welt monodramatischer Interventionen gedacht, die auch ohne

1 Näheres zur Geschichte und Philosophie des Psychodramas bei Kunz Mehlstaub und Stadler (2018)

Grundkenntnisse des Verfahrens Psychodrama im beruflichen Alltag eingesetzt werden können.

Dazu werden zunächst einige psychodramatische Grundbegriffe sowie das Prozessmodell der Veränderung, der *Kreative Zirkel*, vorgestellt. Anhand dieses Zirkels wird erläutert, wie man sich im Verfahren Psychodrama grundsätzlich eine Veränderung in der Beratung und Psychotherapie von Menschen vorstellen kann. Daran anschließend folgen die einzelnen Kapitel mit den zehn monodramatischen Haupttechniken und Interventionen. In diesen zehn Kapiteln wird aufgezeigt, für welche Störungen, beziehungsweise für Patient*innen und Klient*innen mit welchem Strukturniveau (OPD Achse IV; Arbeitskreis OPD 2014), diese Interventionen hilfreich sind. Das Strukturniveau beschreibt, wie gut strukturiert ein Mensch als ganze Person, unabhängig von seiner konkreten Fragestellung oder Symptomatik ist. Es umfasst Bereiche von Selbst- und Fremdwahrnehmung, Emotionalität, Beziehungsgestaltung und Regulationsfähigkeit.

Der Zusammenhang von Interventionen und Störungen bzw. Strukturniveau wird jeweils an einem Beispiel veranschaulicht und im praktischen Vorgehen beschrieben.

Das dem Buch zugrundeliegende Konzept besagt also, dass unterschiedliche Interventionen oder Psychodramatechniken für die Klient*innen und Patient*innen hilfreich sind, abhängig von der Struktur der Persönlichkeit (AK OPD 2014; Rudolf 2012), der Fragestellung oder Störung. Kurz: Nicht für jedes Problem ist dieselbe Intervention hilfreich. Diese Passung oder Spezifität der Interventionen zieht eine gewisse Vereinfachung nach sich. Darum spricht man heute auch im Allgemeinen von Störungsorientierung und weniger von Störungsspezifität.

KAPITEL 1

Psychodrama

1.1 Psychodramatisches Grundverständnis

Wenn das in der Beratung und Psychotherapie eingesetzte Psychodrama auf einen Nenner gebracht werden soll, könnte man sagen: Das Psychodrama nimmt das, was die Menschen in ihrem Inneren beschäftigt und bringt es nach draußen, macht es für die betreffenden Patient*innen außerhalb ihrer Person sichtbar. Paul Holmes, ein englischer Psychodramakollege, hat dies sehr schön in drei Worte gefasst: »Inner World Outside« (2015). Der Vorteil dieser Bewegung ist ein zweifacher. Einmal ist das, was mich beschäftigt, dann draußen, d. h., ich trage es in diesem Augenblick nicht mehr in mir drin, kann nicht nur sprachlich und emotional damit umgehen, sondern kann es mit Händen be-greifen, ich kann es anfassen, daran handelnd etwas verändern. Und ich bin quasi als Nebeneffekt gezwungen zu überlegen, was und wen ich im Außen wohin positioniere in meinem Bild. Letzteres ist das *Mentalisieren*: Ich mache mir ein Bild von mir selbst, von dem, wie es in mir aussieht und von dem, wie ich die anderen sehe und erlebe (Bateman und Fonagy 2015).

Beispiel Version 1:
Anita, eine 35-jährige Patientin, ist Mutter zweier Kinder, von Beruf Mediendesignerin, wo sie einer Halbtagstätigkeit nachgeht, und Tochter einer suchtkranken Mutter. Sie beschreibt, dass sie seit drei Jahren depressive Gefühle hat. Ihr Ehemann habe dafür kein Verständnis.
Als Anita dies erzählt hat, stellt der Therapeut einen kleinen Tisch vor ihren Stuhl und öffnet darauf eine Schachtel mit unter-

schiedlich großen und verschiedenfarbigen Holzfiguren. Er bittet sie, dass sie das, was sie gerade erzählt hat, einmal mit diesen Figuren aufstellt. Sie nimmt eine kleine grüne Figur für sich und stellt sie nahe bei sich an den Rand des Tisches. Direkt daneben positioniert sie zwei weitere gelbe Figuren für ihre beiden Kinder. Danach nimmt sie einen quadratischen roten Klotz für ihre Arbeitsstelle, den sie nach kurzem Zögern etwas weiter weg von sich aufstellt. In ähnlicher Entfernung landet auch die blaue größere Figur für den Ehemann auf dem Tisch, und zuletzt nimmt sie eine große rote Figur und stellt sie mit einem Seufzen in die Mitte des Tisches: »Und das ist meine Mutter«.

Was ist passiert? Die Patientin hat Figuren, im Psychodrama werden diese *Intermediärobjekte* genannt, und Positionen gewählt. Sie hat sich klargemacht, wo sie steht, wo ihre Angehörigen und wo ihr Job in ihrem Leben gegenwärtig positioniert ist. Die Patientin hat diese Aufstellung nun vor Augen und kann somit die Gesamtkonstellation erkennen. Sie kann außerdem sehen, wer entsprechend ihres augenblicklichen, inneren Gefühls nahe bei ihr steht und wer weiter weg ist. Sie kann auch Bedeutungen erkennen: Wen hat sie an den Rand gestellt, für wen hat sie große, für wen kleine Objekte gewählt. In dieser kurzen Aufstellungszeit hat sie ihre Inner World ihres sozialen Netzwerks nach außen gebracht und etwas von sich verstanden. Hätte sie denselben Sachverhalt rein sprachlich darstellen wollen, hätte sie vermutlich weniger spontan gehandelt und sehr viel länger gebraucht, um die komplexen inneren Bezüge angemessen zu beschreiben. Sie kann sich nun mit einer der Figuren näher beschäftigen oder sie kann eine Beziehung zwischen zwei Figuren näher in Augenschein nehmen oder sie kann eine Veränderung einer Position ausprobieren, sie kann Wunschkonstellationen aufstellen. All dies ist im Draußen, auf der *Tischbühne*, relativ einfach möglich, und es hat Auswirkungen auf ihr inneres Befinden.

Im Psychodrama werden innere Sachverhalte externalisiert und das Mentalisieren wird gefördert. Was ist Psychodrama noch? Es ist die Beschäftigung mit Rollen. Begriffe wie Rollen und Rollenspiele lösen bei vielen Menschen negative Reflexe aus. Man fürchtet sich davor, kategorisiert oder bloßgestellt zu werden, etwas vorspielen zu müssen. Rollen im Psychodrama sind aber nur so etwas wie innere Anteile. Betrachten wir dazu noch einmal die o.g. Patientin. Wir beginnen noch einmal mit der Einstiegserzählung der Patientin.

Beispiel Version 2:
Nach Anitas Erzählung (siehe oben) sagt der Therapeut, dass sie in ihrem kurzen Bericht ja schon viele Rollen beschrieben hat, und bittet sie, dass sie diese einmal mit Figuren sichtbar macht. Eine Figur steht für sie selbst und die anderen für die verschiedenen Rollen, die sie hat.
Sie nimmt eine kleine grüne Figur für sich und stellt sie nahe bei sich an den Rand des Tisches. Direkt daneben positioniert sie eine große gelbe Figur (»Das bin ich als Mutter, das macht mich gerade zu 80 % aus.«) Danach nimmt sie eine kleine rote Figur für ihre Rolle als Mediendesignerin in der Firma, die sie nach kurzem Zögern etwas weiter von ihrer Figur entfernt aufstellt (»Die Mediendesignerin kommt aktuell wirklich zu kurz.«) In ähnlicher Entfernung positioniert sie auch eine sehr kleine blaue Figur für ihre Rolle als Ehefrau auf dem Tisch und zuletzt nimmt sie eine große rote Figur und stellt sie mit einem Seufzen in die Mitte des Tisches (»Das bin ich als Tochter meiner Mutter. Diese Rolle nervt mich am meisten!«)

Was ist der Unterschied zum ersten Vorgehen? Es wird in der zweiten Version nicht das soziale Netzwerk, also die *anderen* Personen in den Fokus gestellt, sondern die inneren, korrespondierenden Rollen der Patientin. Natürlich gibt es das eine nicht ohne das andere, es gibt keine Tochterrolle ohne eine Mutter, keine Mutterrolle ohne ein Kind, keine Mieterrolle ohne eine Vermieterrolle. Der Psychodramagründer Moreno hat die Zusammenschau dieser zwei Perspektiven das *soziokulturelle Atom* genannt: die sozialen Rollen (die Anderen) und die kulturellen Rollen (die inneren Anteile).

Der Vorteil der psychodramatischen Beschäftigung mit den inneren Rollen liegt auf der Hand. Veränderungen gelingen einfacher bei einem selbst als beim anderen. Und systemisch betrachtet wird sich die korrespondierende Rolle beim anderen automatisch ändern (müssen), wenn ich meine innere ändere. Wenn Anita ihre Tochterrolle ändern kann, wird sich ihre Mutter auch verändern. Der erste Schritt in Richtung Veränderung ist das Kennenlernen der inneren Rollen. Die Patientin kann z. B. eine Rolle besonders interessieren, weil sie z. B. so dominant ist oder so nervig oder so interessant. Anita könnte möglicherweise sagen, »Ich will meine Tochterrolle besser verstehen« oder »Ich will meiner Arbeitsrolle mehr Gewicht geben« oder »Ich will meine Mutterrolle kleiner machen und die Partnerinrolle größer«.

Auch dies beinhaltet eine Externalisierung innerer Zustände und ein Mentalisieren. Im Psychodrama können nicht nur soziale Netzwerke, bzw. deren innere Repräsentanten, außen auf einer Bühne dargestellt werden, sondern auch eigene innere soziale Rollen (Mutter, Tochter, Ehefrau, Mediendesignerin).

Zwei weitere Schritte sind psychodramatisch möglich. Wir bleiben zunächst bei den Rollen. Es gibt nicht nur soziale innere Rollen, sondern auch psychische, also so etwas wie innere Anteile (Körperzustände, Gefühle, Gedanken, Impulse). Nehmen wir noch einmal das Beispiel von oben.

Beispiel Version 3:
Wieder geht es um Anita. In dieser Version bittet der Therapeut sie, dass sie nun einmal überlegt, was für Gefühle und Gedanken oder Impulse damit verbunden sind, und dass sie diese einmal mit Figuren sichtbar macht. Eine Figur steht für sie selbst und die anderen für die verschiedenen Körperzustände, Gefühle, Gedanken und Impulse, die sie hat.
Sie nimmt eine mittlere grüne Figur für sich und stellt sie nahe bei sich auf den Tisch. Direkt daneben positioniert sie eine große dunkle Figur (»Das sind meine verzweifelten, depressiven Gefühle, wo ich mich schwer fühle wie ein Stein.«) Danach muss sie etwas nachdenken. Sie nimmt dann eine kleine gelbe Figur für

ihre Glücksgefühle, wenn sie morgens allein ist und einmal nichts tun muss. Dann nimmt sie eine kleine rote Figur und stellt sie etwas weiter weg (»Das sind meine Gedanken, ob ich mich nicht besser von meinem Mann trennen soll.«) Zuletzt nimmt sie eine dunkle, große Figur und stellt sie neben die andere Figur, die für die Depression steht (»Das ist mein Impuls, meiner Mutter, wenn sie wieder betrunken anruft, zu sagen, dass sie sich doch zum Teufel scheren soll!«)

Wieder wird psychodramatisch externalisiert und mentalisiert von der Patientin. Sie macht sich klar, wie ihre innere Lage ist. Sie lernt zu unterscheiden zwischen gegebenen Rollen und Personen und ihren unterschiedlichen körperlichen, emotionalen, kognitiven und impulshaften Reaktionen. Sie kann sortieren, erkennen, was ihr nahe ist und was fern, was größer und was kleiner.

Eine Mischung aus Vorgehen 2 und 3 ist die Arbeit mit inneren Anteilen im Sinne einer Teile-Arbeit (Stadler 2017; Ameln et al. 2019; Schnabel et al. 2019), wie sie auch die Ego-States-Therapie vornimmt. Bestimmte innere Rollen treten als Cluster auf. So kann die Mutterrolle immer mit der Erschöpften einhergehen oder die Tochterrolle ist gebunden an ein bestimmtes Alter und an bestimmte Impulse.

Ein letzter psychodramatischer Schritt ist das Spielen in Rollen. Nehmen wir dazu noch einmal das Beispiel, wie es in der ersten Version beschrieben ist, als Ausgangspunkt.

Beispiel Version 4:
Anita hat das, was sie zunächst erzählt hat, mit Figuren aufstellt. Als alle Figuren an ihrem Platz stehen, bittet der Therapeut sie zu schauen, wo sie gerade die meiste Belastung oder das größte Konfliktpotential sieht. Sie deutet spontan auf den Ehemann.
Der Therapeut fordert sie auf, einmal aus der Rolle ihrer Figur zu ihrem Ehemann zu sprechen. Sie legt dazu den Finger auf ihre Figur und sagt: »Ich bin so enttäuscht von dir, dass ich mir überlege, mich von dir zu trennen. Lieber bin ich mit den Kindern

allein, als dich auch noch immer ertragen und bedienen zu müssen.« Dann bitte ich sie, ihren Finger auf die Figur ihres Ehemannes zu legen und darauf aus seiner Rolle zu antworten. Sie sagt: »Ich bin von dir auch enttäuscht, du bist nur noch Mutter und nur noch genervt. Manchmal möchte ich dich richtig schütteln, damit du wieder die alte wirst.« Sie wechselt so ein paar Mal hin und her und es entsteht ein Dialog.

Mithilfe dieser Rollenwechsel kommt die Patientin in ein Rollenspiel. Sie beginnt zu handeln und versteht so dynamisch immer mehr von sich selbst und von ihrem Ehemann, bzw. – streng genommen – von dem Bild, das sie von ihrem Ehemann in sich trägt. Letzteres ist eine *Objektrepräsentanz.* Im Rollenspiel ändern sich dabei sowohl ihre Subjektrepräsentanzen (sie selbst und ihr Bild von sich) als auch die Objektrepräsentanz.

Dies ist in aller Kürze psychodramatisches Arbeiten. Wie dies durch Techniken und Interventionen angereichert werden kann und welche dieser Anreicherungen für welche Störungen und Erkrankungen hilfreich sind, wird in den Kapiteln zu den Techniken beschrieben. Doch zuerst braucht es noch zwei Dinge, einmal eine kurze Erklärung monodramatischer Begriffe und danach den Blick auf das psychodramatische Modell der Veränderung psychischen Erlebens und Verhaltens.

Kurze Einführung in die monodramatischen Begrifflichkeiten

*Protagonist*in:* Unter der Protagonist*in wird die Person verstanden, deren Thema gerade im Fokus der Beratung oder Behandlung steht. Im Beispiel oben Anita. Aus Sicht der Protagonist*in wird das Thema betrachtet und verstanden.

Bühne: Die Bühne ist der Ort, auf dem eine Aufstellung oder eine Szene dargestellt wird. Dies ist in der Regel nicht der Ort des rahmenden Gespräches, sondern ein anderer, definierter Platz im Raum. Zwei Arten der monodramatischen Bühne werden unterschieden: die *Tischbühne* und die *Zimmerbühne.* Als Tischbühne dient in der Regel ein kleiner Beistelltisch, auf dem mit Figuren und anderen Objekten (Holzklötze, Tücher, Steine, Moderationskarten) gearbeitet werden kann. Bei der Zimmerbühne wird ein Teil des Therapieraumes als Bühne definiert und manchmal auch abgegrenzt durch ein Seil oder ein Tuch. Auch auf der Zimmerbühne kann mit Objekten gearbeitet werden, die in der Regel aber größer sind (große Holzkegel, Tücher, Kissen, Stühle). Bei der Arbeit auf der Zimmerbühne begibt sich der oder die Protagonist*in somatisch in die Aufstellung oder Szene hinein.

(Intermediär-)Objekt: Ein Objekt ist ein unbelebter Gegenstand oder eine Sache, auf den sich der oder die Protagonist*in beziehen kann. Objekte können dabei alles Mögliche sein, z. B. eine Kerze, eine Tasse, eine Holzfigur, ein Stein, ein kleines Plastiktier oder eine Puppe. Wichtig ist, dass ein Bezug zwischen Protagonist*in und Objekt besteht. Dem Intermediärobjekt (Rojas Bermúdez 2003) wird von dem oder der Protagonist*in eine Bedeutung gegeben: Der Teddybär steht für die Mutter oder das Glas steht für die Chefin.

Aufstellung: Bei einer Aufstellung geht es um das Sichtbarmachen von verschiedenen inneren und/oder äußeren Rollen und deren Positionierung zueinander. Das bedeutet, es können sowohl soziale Netzwerke als auch innere Zustände aufgestellt werden. Es ist ein exploratives und größtenteils statisches, von konkreten Situationen abstrahierendes Vorgehen.

Szene: Eine psychodramatische Szene ist das Darstellen einer von der jeweiligen Protagonist*in vorgetragenen konkreten Situation oder Geschichte, die auf der Bühne eingerichtet und handelnd exploriert bzw. verändert werden kann. In einer Szene können sowohl Personen als auch innere Zustände ihren Platz haben.

Rollenspiel: Hierunter wird ein szenisches Handeln einer Protagonist*in verstanden, das im Als-ob-Modus dazu dient, eine in der Vergangenheit, Gegenwart oder Zukunft liegende Situation oder Begebenheit in ihrem zeitlichen Ablauf zu diagnostizieren, zu explorieren und/oder weiter voranzutreiben. Dies kann auch den Charakter eines Rituals oder eines Trainings annehmen.

1.2 Wie geschieht im Psychodrama Veränderung?

Das Psychodrama geht davon aus, dass sich in der kindlichen Entwicklung aus sozialen Interaktionen innere Erlebens- und Handlungsmuster entwickeln, die als Rollen beschrieben werden können. Die Summe der unterschiedlichen Rollen ergibt das Selbst des Menschen. Mit diesem Rollenrepertoire, das grundsätzlich lebenslang erweiterbar oder differenzierbar ist, tritt ein Mensch mit neuen sozialen und psychischen Gegebenheiten in Kontakt. Sind passende Rollenmuster für die neue Situation vorhanden, können diese abgerufen werden; sind keine passenden vorhanden, ist ein innerer kreativer Prozess gefordert, neue Muster zu schaffen, entweder durch eine Kombination aus vorhandenen oder durch die Integration ganz neuer Muster. Gelingt dies, und die neuen Muster bewähren sich, können sie in das Rollenrepertoire dauerhaft aufgenommen werden. Zum Beispiel war Bernd in der Schule recht gut in den romanischen Sprachen Spanisch, Italienisch und Französisch. Nach dem Studium beginnt er in einem Unternehmen zu arbeiten, dessen Hauptabsatzmarkt China ist. Er bekommt vermehrt Mails in cc, die in Chinesisch abgefasst sind. Das Erlernen des Chinesischen erfordert einen kreativen Prozess (und eine Lernanstrengung!), damit er sich hier zurechtfindet. Ebenso erfordert es z.B. einen kreativen Prozess, aus den Rollen des Jugendlichen und des jungen Erwachsenen, des Sohnes in die eines Ehemannes oder Familienvaters zu wechseln. Die neu entdeckten oder erworbenen Muster müssen auch eine positive Bestätigung durch die eigene Person und die Umwelt erfahren. Wird Bernd von seinen chinesischen Kolleg*innen für seine gute sprachliche Auffassungsgabe gelobt, wird sich die neue Rolle schneller und nachhaltiger ankern, als wenn kein positives Feedback dazu erfolgt. Und wenn er sich gefällt in der neuen Rolle des Familienvaters, wird er die Rolle auch besser integrieren können, als wenn er damit hadert, dass er jetzt schon Vater geworden ist.

Der Prozess der Erweiterung oder Veränderung des Rollenrepertoirs ist die Beschreibung des *kreativen Zirkels*. Gelingt dieser Anpassungs- oder Veränderungsprozess nicht, entwickeln sich Störungen,

Symptome oder Krankheiten (vgl. Abbildung 1). Der innere kreative Prozess ist blockiert (vgl. Krüger 2015; Bender und Stadler 2012). Mit dieser Blockade gehen auch Störungen der Mentalisierungsfähigkeit einher. Um den kreativen Prozess wieder in Gang zu bringen und damit die Heilung bzw. Selbstheilungskräfte der Patient*innen zu aktivieren, werden die entsprechenden Psychodrama-Techniken eingesetzt. Wenn die Person/Rolle/Umwelt-Passung nicht stimmt, ist ein kreativer, schöpferischer Prozess erforderlich.

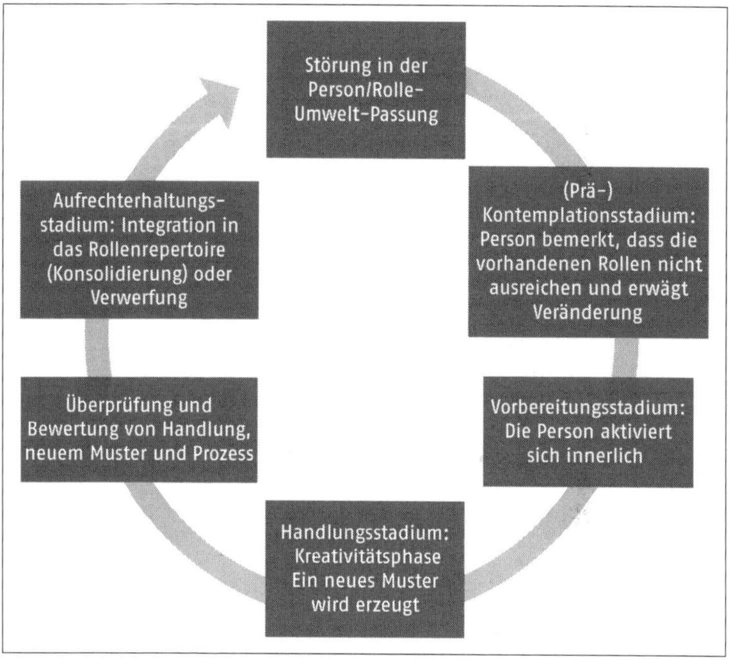

Abbildung 1: Psychodramatischer Kreativitätszirkel in Kombination mit dem transtheoretischen Veränderungsmodell von Prochaska & di Clemente (nach: Kunz Mehlstaub und Stadler 2018, S. 64)

Der kreative Zirkel setzt ein, wenn ein aktuelles Erleben und Verhalten nicht zur vorliegenden Situation passt (Störung Rolle-Umwelt). Die innere Konfliktlage führt zu einer Erwärmung und weiter in eine innere Handlungsbereitschaft. Kann die Kreativität genutzt werden, führt dies zu neuen Rolle-Umwelt-Mustern, die wiederum innerlich überprüft und bewertet werden. Bei einer guten Passung und entsprechender Bewertung sowie Wiederholung dieses inneren Prozesses wird das neue Muster ins Rollenrepertoire aufgenommen.

Die Psychodrama-Techniken und Interventionen werden eingesetzt, um diesen inneren Selbstheilungsprozess der Patient*innen in Gang zu bringen.

KAPITEL 2

Grundlegendes zum Monodrama

Das Psychodramatische Denken und Herangehen ist damit in groben Zügen beschrieben, nun zu den Besonderheiten des Monodramas. Einfach gesagt ist das Monodrama ein Psychodrama im Einzelsetting. Das bedeutet, ein*e Klient*in/Patient*in bearbeitet ihr Thema mit den Möglichkeiten des Psychodramas. Konkret kann dies unterschiedlich aussehen:

- Patient*in handelt mit sich alleine nach einer konkreten Vorgabe
- Patient*in handelt in Anwesenheit eines oder einer Therapeut*in allein.
- Patient*in handelt gemeinsam mit einem oder einer Therapeut*in. Letzteres wird in der Fachliteratur auch als *Psychodrama à deux* bezeichnet.

Sehen wir von der Sonderform des Allein-Handelns ab, bleibt die Unterscheidung, ob im Monodrama der oder die Therapeut*in in der Szene mitspielt oder nicht. Neben dem persönlichen Leitungsstil, der sich auf diese Entscheidung auswirkt, ist es eine Frage der Indikation. Je stabiler und klarer strukturiert die Patient*innen oder Klient*innen sind, desto eher können sie damit umgehen und profitieren, wenn die Leitung zeitweise auch mitspielt, vor allem als Stellvertreter*in in der Protagonist*innenposition.

Beispiel:
Frau Teuer (45 Jahre) hat eine massive Auseinandersetzung mit ihrer 67-jährigen Mutter. Sie traut sich aber nicht, mit der Mutter direkt zu sprechen. In einer monodramatischen Stühlearbeit macht sie einen ersten zaghaften Versuch und stellt ihrer Mutter ein paar knifflige Fragen. Der Therapeut bittet sie, sich auf den Stuhl ihrer Mutter zu setzen und holt sich die Erlaubnis ein, sie einmal (nach-)zuspielen. Als sie zustimmt, wiederholt der Therapeut ihre Sätze und sie hört sie in der Rolle ihrer Mutter und antwortet auch als Mutter darauf. Dann wechselt sie auf ihren eigenen Stuhl, und der Therapeut spricht hinter dem Stuhl ihrer Mutter das von der Mutter Geäußerte. Dann geht der Therapeut zu seinem Leitungsstuhl und wartet ab, was sie für einen weiteren Impuls hat. So entsteht ein begleitetes Gespräch.

Das Mitspielen setzt etwas Übung und vor allem viel Klarheit in der therapeutischen Beziehung voraus.

Die im Monodrama eingesetzten Techniken und Interventionen sind dieselben wie im Psychodrama in der Gruppe, jedoch benötigen sie ein paar Abwandlungen, auf die in den Kapiteln zu den Techniken eingegangen wird. Häufiger als im psychodramatischen Gruppensetting kommt in der monodramatischen Arbeit Material zum Einsatz. Je nach bespielter Bühne (Tischbühne, Zimmerbühne) ist ein in greifbarer Nähe zur Verfügung stehender Fundus an unterschiedlichen Materialien von Nutzen.

Für die Arbeit auf der Zimmerbühne sind ein bis zwei zusätzliche Stühle hilfreich, für die konkrete Stühlearbeit sind sie unabdingbar. Auch ein paar Tücher, größere Holzkegel oder Klötze, ein Seil, ein paar Moderationskarten sowie Stifte sollten schnell erreichbar sein. Je niederschwelliger der Einstieg in eine Szene oder eine Aufstellung, desto geringer wird der innere Widerstand der Patient*innen ausfallen.

Wird auf der Tischbühne gearbeitet, muss ein solcher natürlich auch bereitstehen. In einem Korb können dann verschiedene Objekte für die Arbeit liegen: ein längerer Wollfaden für eine Timeline, ein paar – möglichst unterschiedliche – Figuren (Tiere[2], Personen[3], Fabelwesen wie Hexe, Zauberer oder Drachen[4], neutrale Holzkegel und Klötze in unterschiedlichen Farben und Formen), Moderationskarten und Stifte, evtl. auch ein DIN-A4-Block.

Der Vollständigkeit halber sei erwähnt, dass manche Monodramatherapeut*innen bei der Bühnenwahl auch Anleihen bei anderen Verfahren machen, z. B. bei der Kunsttherapie, indem die Bühne auf ein Blatt Papier mit Stiften verlegt wird (zweidimensional), oder bei der imaginativen und Hypnotherapie, wo die Bühne in der Vorstellung auf einem inneren Raum oder projiziert an eine Wand (Bildschirmtechnik) erzeugt wird (vgl. Kern 2018; Reddemann 2019).

Beim Einsatz der Objekte und Materialien stellt sich eine ähnliche Frage wie beim Mitspielen der Therapeut*innen und Berater*innen: Wer bestimmt den Einsatz der Objekte, wer stellt und bewegt im weiteren Verlauf die Objekte? Erfahrungsgemäß ist es günstig, wenn bei monodramatisch ungeübten Patient*innen oder Klient*innen die ersten Schritte von Therapeut*innenseite erfolgen. Begleitet von ein paar erklärenden Worten können so bestimmte Figuren auf dem Tisch oder Objekte auf den Boden gestellt werden: »Habe ich das so richtig verstanden, dass Sie sagen …«. Dazu kann das gestellt werden, was von der Patientin oder dem Klienten verstanden wurde. In der Regel gibt es zwei Reaktionen: Entweder die Patient*innen genießen es, dass ihr inneres Erleben verstanden und für sie symbolisiert und sichtbar gemacht wird oder sie greifen selbst relativ schnell zu den Figuren und korrigieren eine Position oder bemerken, dass sie für eine Person oder ein Gefühl eine andere Figur möchten. Damit sind sie im Spiel. Dies Vorgehen ist für Therapeut*innen mit

---

2 Bei Kindern sind die Ostheimer Holztiere wegen ihrer Haptik sehr beliebt; ansonsten sind die Kunststofftiere von Schleich durch ihre Ausdifferenziertheit besonders bei älteren Kindern und Erwachsenen häufig im Einsatz.

3 Im Kontext von Coachings im Businessbereich werden Schlümpfe besonders gern genommen (sie tragen alle einen »Anzug«), ansonsten sind auch Lego- und Playmobilfiguren sowie die Figuren von Schleich für die eher therapeutische Arbeit beliebt.

4 Auch hier hat Schleich eine große Auswahl, ebenso Bullyland. Therapiematerial für die Arbeit auf Tischbühnen gibt es bei www.kikt.de

einem hohen emanzipatorischen Ansatz zuweilen herausfordernd, da es etwas »entmündigend« wirken kann, für Klient*innen zu wählen. Auch ist es in der Therapeut*innenrolle meist ungewohnt, selbst die Schwelle in Richtung Handlung und Aktivität zu nehmen. Dies betrifft aber nur den Beginn. Ist eine solche Aufstellungs- oder Spielsequenz einmal gemeinsam gemacht, werden die Patient*innen, sofern es keine störungsspezifischen Einschränkungen (Stadler 2019) gibt, als nächste automatisch selbst zum Materialkorb greifen.

KAPITEL 3

Die Frage der Indikation: Das störungsorientierte Arbeiten im psychotherapeutischen und beraterischen Monodrama

Während sich Psychodramatiker*innen früherer Generationen auf die Frage, weshalb sie ihren Protagonist*innen die eine oder andere Intervention im Spielverlauf vorgeschlagen hätten, auf ihre Intuition beriefen, hat sich in den letzten 25 Jahren eine veränderte Haltung durchgesetzt. Nicht, dass Intuition etwas Schlechtes oder für therapeutische Prozesse Unpassendes wäre, im Gegenteil, aber die Indikationsfrage ist mittlerweile von den deutschsprachigen Psychodramatiker*innen wie Krüger (1997; 2015), Schacht (2010), Bender und Stadler (2012), Stadler (2014), Kunz Mehlstaub und Stadler (2018) und Kern und Hintermeier (2018) in den Fokus der Aufmerksamkeit gerückt. Nicht mehr *viel hilft viel* oder *alles hilft immer*, sondern die Störung und neuerdings auch das Strukturniveau geben Hinweise auf das, was für die Protagonist*innen hilfreich sein kann. Störungsspezifisches oder, heute wieder etwas relativierend, *störungsorientiertes Vorgehen* ist Standard geworden (vgl. Herpertz et al. 2007). Der diesem Band zugrundeliegende störungsorientierte Ansatz kann überblickartig in Abbildung 2 gesehen werden. Das abgebildete Kreismodell geht auf Krügers Kreismodell eines störungsspezifischen Ansatzes zurück (2015), in dem er bestimmte Störungsbilder und psychodynamische Abwehrmechanismen den Psychodramatechniken zuordnet. Das von Kunz Mehlstaub und Stadler (2018) entwickelte Modell bezieht sowohl die Strukturniveaus der Persönlichkeit (vgl. Arbeitskreis OPD 2014; Rudolf 2012) mit ein als auch die Ebene der Repräsentanzen. Das Kreismodell dient als Orientierung für die folgenden Kapitel zu den einzelnen Monodramatechniken. Es wird im Uhrzeigersinn gelesen, von 12 Uhr anfangend, kommen zunächst die Basistechniken, korrespondierend mit den schwersten psychischen Störungen bzw. dem desintegrierten Strukturniveau. Das bedeutet, dass, je instabiler die Patient*innen und Klient*innen sind, desto basaler muss die Monodramatechnik sein. Z. B. ist es bei einem desintegrierten Strukturniveau bzw. einer psychotischen Erkrankung möglich, einen Szenenaufbau zu machen,

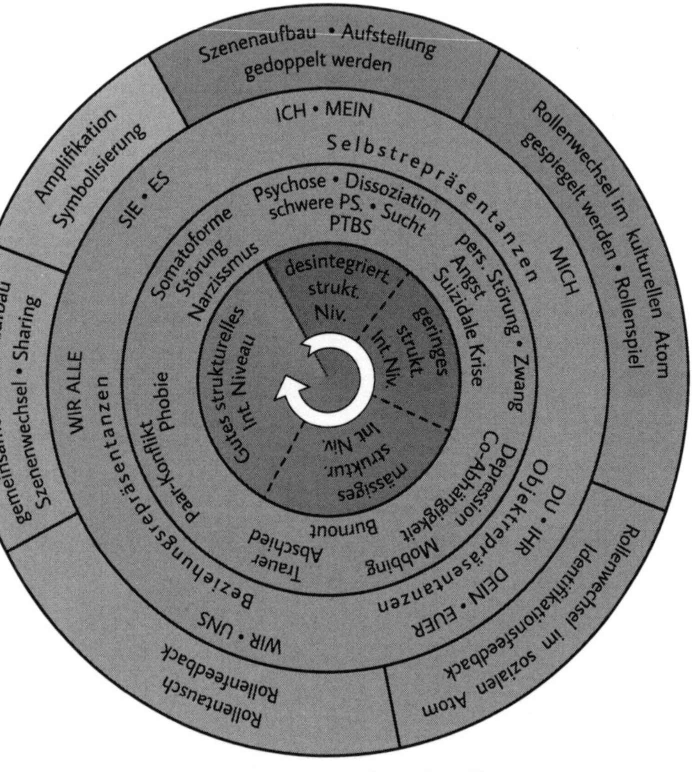

Abbildung 2: Psychodramatisches Kreismodell: Strukturelles Integrationsniveau, OPD Achse IV (Innerster Kreis); Symptomdiagnosen, OPD Achse V (zweiter Kreis); Psychodramatechniken (äußerer Kreis) (Kunz Mehlstaub und Stadler 2018, S. 101)

aber keinen Rollentausch. Mit zunehmender Wanderung im Uhrzeigersinn werden die Techniken komplexer, und sie bauen wie ein Stufenmodell aufeinander auf: Die nachfolgenden beinhalten die vorhergehenden. Das Doppeln setzt einen Szenenaufbau voraus, der Rollenwechsel setzt einen Szenenaufbau und die Kompetenz des Doppelns voraus, etc.

KAPITEL 4

Zehn zentrale Monodrama-Techniken

4.1 Szenenaufbau – Verstehen, was ist

Aufbauphase

Die erste und grundlegendste Psychodramatechnik ist der so genannte Szenenaufbau. Im Szenenaufbau wird auf einer äußeren, vorab definierten, Bühne die Situation eines oder einer Protagonist*in dargestellt.

> *Beispiel:*
> Boris erzählt dem Therapeuten: »Gestern hatte ich wieder einen massiven Streit mit Yvonne, meiner Freundin. Wir stehen am Herd und kochen, da ist die Situation plötzlich total eskaliert, Yvonne hat mich wieder so vorwurfsvoll angesehen, dann das Weinglas, dann wieder mich, und dann ging es los. Wir haben uns angeschrien. Es ging natürlich mal wieder um meinen Alkoholkonsum, dabei habe ich doch nur dieses eine Glas Wein beim Kochen getrunken. Mitten in den Streit hinein ist Benni, unser Sohn, in die Küche gekommen und hat angefangen, laut loszuheulen. Das nervt mich halt so, dass Yvonne es immer zu solchen Szenen kommen lässt. Der Abend ist dann für mich gelaufen, ich wollte dann nur weg.«

Auf der Tischbühne wird die Szene, die der Patient geschildert hat, mit Klötzen und Holzkegeln aufgebaut. Zur Szene gehört die Küche, die mit einem Blatt angedeutet wird, der Herd (liegender Holzklotz),

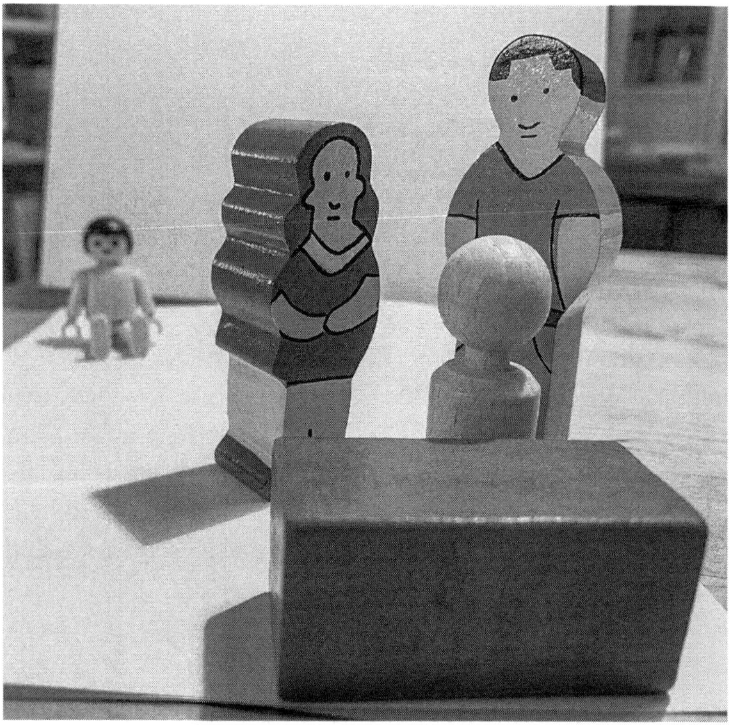

Abbildung 3: Szenenaufbau

das Weinglas (kleiner Kegel im Vordergrund) und das Paar (zwei Holzfiguren) sowie das Kind (Playmobilfigur) (siehe Abb. 3).

Zum monodramatischen Szenenaufbau gehören mindestens der örtliche Rahmen und die beteiligten Gegenstände und Personen einer Situation. Auch die Zeit (Tag, Uhrzeit) wird abgefragt, in der Regel aber nicht durch Objekte repräsentiert.

Durch den Szenenaufbau macht sich der oder die Protagonist*in Gedanken, was alles zu einem bestimmten Moment für ihn von Bedeutung war, und was beim Aufbau an welche Stelle gehört. Das heißt, dass durch das äußere Handeln auf der Bühne ein inneres Sortieren und damit eine Orientierungsreaktion stattfindet.

Die Situation, die in einem Menschen als Erinnerung mit den entsprechenden Gefühlen und Gedanken abgespeichert ist, wird aus dem Status des inneren Bildes in die dreidimensionale Welt gebracht, und damit sowohl im Innen als auch im Außen belebt. Zusätzlich werden die Sachverhalte handhabbar. Der oder die Protagonist*in nimmt dazu das, was im Inneren der Person stattfindet, und klappt es wie in einem Bauchladen nach außen: *Inner world outside*, die erinnerte Szene wird zur aufgebauten Szene.

Dazu gehören mindestens die o. g. Dinge, also die Selbstrepräsentanzen (im Beispiel: Boris) und die belebten wie unbelebten Objektrepräsentanzen (Yvonne, Benni, der Herd, das Weinglas). Es kann aber durchaus auch mehr sein, was auf der Bühne in einem Szenenaufbau dargestellt wird: körperliche Zustände (Bennis Heulen), Gefühle der verschiedenen Personen (Yvonnes vorwurfsvoller Blick; Boris' Genervtheit; Bennis Verzweiflung), Gedanken (Boris: »Es ist nur ein Glas beim Kochen«) und Impulse (Boris: »Ich will weg«). Der Szenenaufbau hilft der Protagonist*in, besser an diese inneren Zustände zu gelangen und sich zu überlegen und zu spüren, wo und wie mächtig diese Gefühle, Gedanken etc. jeweils empfunden werden. Je nachdem, wie etwas empfunden wird, bekommt es einen entsprechenden Platz. Wird ein Vorwurf als riesengroß empfunden oder als frontal vor einem oder wird ein Impuls als klein und nicht bemerkbar angesehen? Wo kommen die jeweiligen Repräsentanzen zum Stehen und wie groß sind sie?

Der Szenenaufbau findet in einem *Als-ob-Modus* statt, in einer eigenen Realität, d. h. der oder die Protagonist*in weiß, dass das Aufgestellte jetzt nicht genauso wirklich ist wie die damals erlebte »echte« Szene, dennoch wird das damals Erlebte im Handeln und Aufbauen wieder lebendig. Der Szenenaufbau findet im Hier und Jetzt statt. Ort und Zeit werden von den Protagonist*innen erfragt, damit dies gut gelingen kann.

Als Protagonist*in spricht man in der Gegenwart (»Ich stehe in der Küche beim Kochen«), man fühlt und verhält sich wie in die Originalszene zurückversetzt durch die multimodale Aktivierung derselben neuronalen Netze.

Explorationsphase

Die aufgestellte Szene wird sodann exploriert, ohne dass eine konkrete Handlung in Gang gesetzt wird. Die Szene wird dabei nicht gedeutet, sondern durch gezieltes Nachfragen der Therapeut*innen vertieft exploriert: Können Sie etwas zu dem Kegel für Ihre Genervtheit sagen? Wie lange gibt es die Genervtheit schon? Gibt es sie auch in anderen Situationen? Warum steht das eigene genervte Gefühl da, wo es steht, oder warum steht es hinter dem eigenen Kegel, sprich der eigenen Person? Was bedeutet es für Sie, dass der Kegel für den vorwurfsvollen Blick zwischen Ihnen und Ihrer Freundin steht? Können Sie etwas zu dem Heulen Ihres Kindes sagen?

Es ist möglich, dass in der Explorationsphase von den Protagonist*innen noch Veränderungen an der Szene vorgenommen werden, weil sie plötzlich etwas von sich und der Situation besser verstehen und sich neu sortieren. In der Regel ist die Exploration ein leicht distanziertes und damit entlastetes Arbeiten zwischen Protagonist*in und Therapeut*in, da man sich die Dinge nicht alle merken muss. Alles, was gesagt wird, steht für beide sichtbar auf dem Tisch und muss nicht gedanklich gesichert sein. Es fühlt sich nicht anstrengend an, obwohl innerlich und äußerlich viel passiert. Dies liegt auch an der Außenperspektive auf das innere Geschehen. Krüger (2015) nennt dieses Arbeiten daher auch *metaperspektivisches Bühnenhandeln*. Protagonist*in und Therapeut*in blicken aus einer Außenperspektive auf das Geschehen, so können sie den sichtbaren Prozess gut beschreiben.

Szenenaufbau auf der Zimmerbühne

Alternativ zu dem Szenenaufbau auf der Tischbühne kann dieser auch auf der Zimmerbühne gemacht werden. Er wird dadurch größer, lebens- und alltagsnäher, und das Erlebte wird emotional spürbarer, als wenn es »nur« auf dem Tisch steht. So könnten z. B. bei einem genügend großen Raum mit entsprechendem Material Kissen oder Stühle für die Personen genommen werden. Der Szenenaufbau bekommt insgesamt mehr Wucht, und es wird demnach auch wichtiger, die Bühne klar abzugrenzen, d. h. einen Bereich außerhalb des

Geschehens zu haben. Sowohl der oder die Therapeut*in als auch der oder die Patient*in bewegen sich jetzt in dem Aufbau; dies ist ein wesentlicher Unterschied zu dem Vorgehen auf der Tischbühne. Es findet eine stärkere Identifikation und evtl. auch emotionale Affizierung statt, sprich die Gegenübertragungsreaktionen[5] werden spürbarer.

Variante Seelenlandschaft – Orientierung suchen

In der Erweiterung des klassischen Szenenaufbaus kann monodramatisch auch eine *Seelenlandschaft* aufgebaut werden. Anders als im Szenenaufbau, wo eine reale Szene nachgestellt, der inneren Wirklichkeit der Protagonist*innen entsprechend eingerichtet wird, geht es bei der Seelenlandschaft im wahrsten Sinne des Wortes um alles. Egal, ob es sich um innere Zustände, Gefühle, Gedanken, Träume oder Wünsche handelt, oder ob es sich um Familienmitglieder, Haustiere, Wohnungseinrichtung oder einen Baum im Garten handelt, alles hat seine Berechtigung in der Seelenlandschaft und erhält seinen Platz. Nach der Definition eines Bühnenraumes auf dem Boden oder dem Tisch kann der oder die Protagonist*in alles, was zu ihr bzw. zu ihrer aktuellen Fragestellung gehört, Schritt für Schritt durch Intermediärobjekte darstellen. Dabei kann sowohl erst einmal alles an den Rand gestellt und eines nach dem anderen an einen Platz gebracht oder sofort nach der Wahl des entsprechenden Objektes dieses auf einen Platz gestellt werden. Das Vorgehen bei der Seelenlandschaft ist mentalisierungsfördernd, da sich die Protagonist*innen beim Aufstellen überlegen, was überhaupt dazu gehört zur inneren Welt, und was neben was zum Stehen kommen soll. Soll die Freude direkt neben die Trauer, oder soll sie eher neben den Hund und die Oma? Soll der Gedanke »Ich könnte kündigen« eher neben die Arbeit oder eher neben den Kollegen? Steht der Alptraum neben dem Vater oder neben dem Fieberkrampf oder zwischen beiden?

5 Unter der Gegenübertragung wird die innere spezifische Reaktion einer Person auf eine bestimmte andere Person verstanden, wozu Gefühle, Gedanken, Körperreaktionen sowie Handlungsimpulse zählen können.

Durch die Aufstellung und anschließende Exploration durch den oder die Therapeut*in kann sich die Innenwelt der Protagonist*innen klären, sie können eine Orientierung gewinnen. Für die Exploration ist es wichtig, dass die Therapeut*innen sich möglichst naiv fragend verhalten. Also nicht deuten wie ein*e Psychoanalytiker*in, sondern fragen wie Sokrates, der wusste, dass er nichts wusste. »Sie haben für die Freude einen Stuhl gewählt und für den Alptraum auch. Ist das Zufall? Warum haben Sie den Stuhl gewählt? Die Trauer steht neben dem Vater. Was hat sie dazu bewogen?« Offene Fragen führen dazu, dass sich die Protagonist*innen Gedanken über ihre Innen- und Außenwelt sowie deren Verhältnis zueinander machen.

Wenn die Seelenlandschaft auf dem Boden mit großen Objekten dargestellt ist, können Therapeut*in und Patient*in sich darin bewegen und mehr vom emotionalen Gehalt der Seelenlandschaft aufnehmen, auch in Form von Identifikationen. Wenn die Seelenlandschaft auf dem Tisch mit kleinen Objekten aufgebaut ist, bietet sie mehr Distanz und Überblick.

Variante Aufstellung – Verhältnisse klären

Eine Variante des Szenenaufbaus geht nicht von einer konkret erlebten Szene wie im Beispiel oben aus, sondern fokussiert zu einer bestimmten Fragestellung die innere, allgemeine Konstellation.

> *Beispiel:*
> Christoph möchte sich gerne mit den Beziehungen zu seinen Geschwistern beschäftigen. Er sagt, dass er eigentlich gar nicht versteht, wie sein Verhältnis zu seinem jüngeren Bruder und zu seiner älteren Schwester ist. Irgendwie hat er das Gefühl, dass da die Eltern noch hineinspielen.

Diese Form des Szenenaufbaus unterscheidet sich von dem allgemeinen Szenenaufbau dadurch, dass das innere Bild nicht ein konkretes ist, das als Erinnerung einfach abgerufen werden kann. Es ist eine Form der Abstraktion nötig, damit die inneren Verhältnisse der Selbst- und Objektrepräsentanzen sichtbar gemacht werden können.

Der Protagonist begibt sich auf die Zimmerbühne und überlegt sich zunächst einen Platz für die eigene Person (Selbstrepräsentanz). Die Stelle wird mit einem Stuhl festgelegt oder sie wird zumindest als Referenzpunkt mit einer Moderationskarte mit dem Namen des Protagonisten, Christoph, oder einem Kissen markiert. Der Stuhl hat gegenüber den reinen Platzhaltern (Karte, Kissen, Tuch) den Vorteil, dass er eine Ausrichtung hat, sprich eine Blickrichtung festgelegt werden kann. Dann kommen die Objektrepräsentanzen an die Reihe, in diesem Fall die beiden Geschwister. Nacheinander wählt der Protagonist zunächst eine Position für seinen jüngeren Bruder, danach für die ältere Schwester. Dieser Prozess wird sehr vom eigenen Gefühl geleitet und muss eventuell auch experimentell erforscht werden: An welcher Stelle auf der Bühne fühlt es sich stimmig zum inneren Empfinden an? Es handelt sich ja um keine konkrete Situation, auf die zurückgegriffen werden kann. Ist die jeweilige Position gefunden, kann dort auch wieder ein Stuhl gestellt werden, wobei die Blickrichtung auch hier zu beachten ist. Um die innere Stimmigkeit des Aufbaus zu überprüfen, kann der Protagonist immer wieder auf seine eigene Position zurückgehen. Stehen die Stühle oder Objekte, kann der Protagonist in der eigenen Position gefragt werden, ob er jeweils eine Geste oder einen Satz zu den aufgestellten Geschwistern (Objektrepräsentanzen) hat. Als letztes kann Christoph seiner Hypothese nachgehen, dass die Eltern in die Geschwisterdynamik hineinspielen könnten. Er stellt Stühle für die beiden Eltern auf.

Im Anschluss kann reflektiert werden, was er verstanden hat von seinem inneren Bild der Geschwisterkonstellation und welche Rolle er in diesem Kontext bei seinen Eltern sieht. Es gibt in der Aufstellung Phänomene von Nähe und Distanz, Zu- bzw. Abgewandtheit, Größenunterschiede, es gibt eventuell Körperphänomene während des Aufstellens und es gibt emotionale und gedankliche Reaktionen.

Anders als beim Aufstellen einer Szene, bei der es hilfreich ist, wenn sie wirklichkeitsgetreu nachgestellt wird, ist es bei der Aufstellung einer inneren Konstellation immer ein inneres, subjektives Bild des oder der jeweiligen Protagonist*in, keine allgemeingültige

Wahrheit (Stadler und Kress 2020). Dies sollte seriöserweise auch immer bei dieser Art Aufstellungen betont werden, damit die Aufstellenden nicht im Anschluss mit einem auf Echtheit geprüften Vorwurf zu den Eltern oder Geschwistern gehen: »Ich habe es herausgefunden, ihr seid so und so!«

Ausnahme bei diesem Punkt ist die Aufstellung eines Genogramms, also einer strukturellen Konstellation, die durch die Generationenfolge und Familienkonstellation vorgegeben ist. Hier sind die Positionen vorgegeben und nicht verhandelbar oder abhängig von einem inneren Bild.

Der Szenenaufbau bzw. die Aufstellung ist etwas, was nicht viel Zeit benötigt, es ist nicht besonders komplex in der Durchführung, und dennoch ist es eine sehr erhellende Technik für das Einzelsetting, wenn es um eine Grundverständnis der eigenen inneren Welt und um die Orientierung in ihr geht.

Szenenaufbau

- Realszene wird nachgestellt
- Räumliche Situation wird markiert
- Selbstrepräsentanz in der Situation
- Objektrepräsentanzen (Personen, Haustiere und unbelebte relevante Gegenstände, die z.B. eine Atmosphäre zum Ausdruck bringen können oder eine bestimmte Bedeutung haben)
- Körperzustände, Gefühle, Gedanken, Handlungsimpulse werden mit Objekten dargestellt

Seelenlandschaft

- Alles, was relevant ist, wird aufgestellt entsprechend der emotionalen Bedeutung
- Keine Deutung, nur Fragen stellen

Aufstellung

- Eine (empfundene oder reale: Genogramm) Konstellation wird aufgestellt
- Selbstrepräsentanz in der Situation
- Objektrepräsentanzen (Personen, Haustiere und unbelebte relevante Gegenstände, die z.B. eine Atmosphäre zum Ausdruck bringen können oder eine bestimmte Bedeutung haben)
- Je nach Fokus fakultativ: Körperzustände, Gefühle, Gedanken, Handlungsimpulse werden aufgestellt

Rufen wir uns nun konkrete Störungsbilder aus dem psychodramatischen Kreismodell (Abb. 2) ins Bewusstsein, kommen wir zur Störungsorientierung, also zur Frage, bei welchen Störungen der Szenenaufbau neben den oben genannten allgemeinen Fragestellungen von Nutzen ist.

Der störungsorientierte Szenenaufbau

Der störungsorientierte Szenenaufbau ist besonders für Personen mit schweren strukturellen Defiziten hilfreich. Im OPD-2 auf der Achse IV werden diese als Personen mit einem *desintegrierten* oder *gering integrierten Strukturniveau* bezeichnet. Betrachtet man die Symptomebene, handelt es sich hierbei häufig um Menschen mit psychotischen Störungen oder Erkrankungen, schweren dissoziativen Phänomenen, schweren Sucht- und Abhängigkeitserkrankungen, schweren Persönlichkeitsstörungen und Posttraumatischen Belastungsstörungen[6].

Die genannte Patient*innengruppe zeigt als überwiegende Selbststabilisierung in verschieden ausgeprägten Formen die Spaltung, die Dissoziation, die Bildung von malignen Introjekten[7], die projektive Identifikation und psychotische Verzerrungen im Rahmen der Ich-Störungen. Das hat zur Folge, dass sie sich selbst und auch die anderen Menschen nicht gut verstehen. Die Grenzen zwischen dem Ich und dem Du sind aufgeweicht, es ist nicht klar, was gehört zu mir, was zum anderen, massive eigene Gefühle und bedrohliche, angstmachende Gedanken werden in der Umwelt wahrgenommen und identifiziert. Bei nahezu allen diesen Störungen besteht ein großes inneres Durcheinander, eine Unklarheit bezüglich der eigenen Identität.

---

6 Selbstverständlich lassen sich die Strukturniveaus nicht direkt in Symptomdiagnosen, wie sie z. B. der ICD 10 vorgibt, übersetzen. Die Logik soll nur einen Anhaltspunkt für einen störungsspezifischen Einsatz der Psychodramatechniken liefern.

7 Während bei der Spaltung bestimmte negativ besetzte, »böse« Anteile nicht bei der eigenen Person wahrgenommen werden können, werden bei der Introjektion »böse« Anteile des Gegenübers in der eigenen Person wahrgenommen.

Der Szenenaufbau verhilft diesen Patient*innen zu einem verbesserten Verstehen ihrer selbst, ihrer inneren Konstellationen und der Beziehungen zu ihrem sozialen Umfeld. Er muss dazu jedoch etwas modifiziert und angepasst werden, je nachdem, um welche der Störungen es sich handelt.

Grundsätzlich können, wie oben erwähnt, im Szenenaufbau sehr unterschiedliche Dinge Platz haben: die Subjektrepräsentanz für die eigene Person, die Objektrepräsentanzen verschiedener unterschiedlicher Personen aus dem Lebensumfeld, aber ebenso Haustiere, auch Gedanken, Gefühle, Handlungsimpulse oder die einfachen Körpersignale. Dies hilft für das monodramatische Arbeiten mit Psychose-kranken Menschen, der ersten Gruppe, der wir uns zuwenden.

Szenenaufbau bei Menschen, die an einer Psychose erkrankt sind

Bei Psychose-kranken Menschen ist die innere und die erlebte äußere Welt anders bevölkert als bei den meisten anderen Menschen. In Halluzinationen sehen, hören oder schmecken sie Dinge und Wesen, die andere so nicht wahrnehmen. In ihren Wahnideen denken und erklären sie sich die Welt auf eine unkorrigierbare Weise eigenwillig und in ihren sogenannten Ich-Störungen haben sie oft das Gefühl, dass sie von anderen beeinflusst werden, oder dass andere in ihre Innenwelt hineinsehen oder etwas aus ihnen herausnehmen können. Der normale Reflex eines nicht in Psychosentherapie vorgebildeten Menschen ist in diesen Fällen: »Nein, da ist doch nichts. Das bildest du dir nur ein!« Natürlich verändert dies nicht das subjektive Erleben der kranken Person, und wenn, dann meist zum Negativen, weil sie sich darin bestätigt sehen, dass andere ihnen etwas einreden möchten und dass sie nicht verstanden werden. Hier kann nun der monodramatische Szenenaufbau weiterhelfen[8]. Da es sich bei psy-

8 Selbstverständlich werden heute Menschen in einer psychotischen Krise zunächst einmal medikamentös behandelt. Doch während seit der Entdeckung der Neuroleptika lange Zeit die Behandlung dort auch endete, ist man heute der Ansicht, dass auch eine psychotherapeutische Behandlung hilfreich und nötig ist.

chotischen Inhalten häufig um sehr stark Angst induzierende Themen für die Patient*innen handelt, ist hier vor allem die Tischbühne für den Szenenaufbau angezeigt, weniger die Zimmerbühne. Beim Arbeiten auf dem Tisch, auf den gemeinsam aus der Metaperspektive geschaut wird, gelingt eine Distanzierung und Abgrenzung besser, als wenn im Raum bedrohliche Inhalte Körpergröße erreichen.

Beispiel:
Daniel, ein 45-jähriger Mann mit einer über viele Jahre bestehenden paranoid-halluzinatorischen Schizophrenie, die unter einer neuroleptischen Medikation nur noch sehr selten akut auftritt, berichtet in einer Sitzung davon, was er in seinen früheren akutpsychotischen Zuständen erlebt hat. Der Therapeut schlägt ihm vor, dass er auf der Tischbühne einmal seinen Psychose-Garten mit all den wunderlichen, darin vorhandenen Gewächsen aufbaut. Dazu stellt er ein zweites Tischchen vor ihn, in einigem Abstand daneben, das er seinen gesunden Garten nennt. Da befinde er sich gerade und könne von dort mit seinen Kompetenzen hinübersehen in den anderen, den Psychose-Garten. Daniel ist sichtlich erleichtert, dass vor ihm nicht nur ein wild wuchernder, unkontrollierbarer Garten mit erheblich emotionaler Sogwirkung steht, mit dem er sich beschäftigen muss. Der Therapeut erklärt ihm noch etwas die Gartenlogik, dass er nämlich vom Psychose-Garten den anderen nicht sehen könne, aber vom gesunden Garten könne er klar beide erkennen. Er ermuntert ihn, dass er auch für den gesunden Garten ein paar Dinge findet, die er dort platzieren möchte. Für den Psychose-Garten bietet der Therapeut ihm einen Korb mit Steinen und Holzstücken, aber auch mit ein paar wilden Plastikfiguren (Drache, Hexe, Raubtier) an, für den gesunden Garten verschiedenfarbige Holzkegel, damit man die beiden Gärten auf den ersten Blick unterscheiden kann.

Beim störungsorientierten Szenenaufbau geht es also zunächst nicht darum zu entscheiden, ob etwas zur Szene gehört oder nicht, alles darf da sein, egal wie wunderlich es einem als Therapeut*in in diesem Moment erscheinen mag. Aber, damit auch alles da sein darf, ist es hilfreich, die Bühne in zwei Bereiche zu unterteilen, die fürs Erste einmal keine Verbindung haben, der wunderlichen, ver-rückten Welt der Psychose und der gesunden Welt. Kann der oder die Patient*in diese Trennung nicht machen, ist er vermutlich gerade akut in seiner psychotischen Welt und kann eventuell noch über eine andere Psychodramatechnik, den *Doppelgängerdialog* nach Krüger (2001), erreicht werden (siehe Kapitel 4.2).

Die Patient*innen beginnen die beiden Tischbühnen mit Objekten zu bestücken. Es können die widersprüchlichsten oder schlimmsten Dinge sein, die auf der Psychoseseite zum Liegen kommen, von der Angst, vernichtet zu werden, und gleichzeitig die Angst, am Leben zu bleiben, über Gnomen und Hexen, die bedrohliche Flüche ausstoßen, Stimmen, die einen zum Suizid auffordern, der Geschmack von Gift, bis zu einer Mutter, die einem die Gedanken aus dem Gehirn zieht und einem Vater, der einen bei schlechten Noten mit dem Kopf voraus in die Toilette gesteckt hatte. Alles darf sein, alles ist, nichts wird therapeutischerseits bewertet. Allein dies, dass eben alles gleichzeitig sein darf, hilft dabei, dem bedrohlich erlebten Persönlichkeitszerfall entgegenzuwirken.

Natürlich ist es auch wichtig, dass die gesunde oder kompetente Seite mit Objekten bestückt wird. Während es Patient*Innen in der Regel aus Angst schwerfällt, die psychotische Seite zu bestücken, ist es bei der gesunden Seite eher die depressiv bestimmte Negativsymptomatik von sozialem Rückzug, Antriebslosigkeit, zerstörter Freude und Interessenverlust, die es hier mühsam werden lassen kann. Hier brauchen die Patient*innen Hilfestellung, damit ihnen für diese Seite auch etwas einfällt; häufig sind es zunächst einmal kleine Dinge, die aber durch die Symbolisierung an Gewicht gewinnen (z.B. das morgendliche Aufstehen, der Besuch in einer Tagesstätte oder einer Werkstatt für behinderte Menschen).

Diese Form von Szenenaufbau hat neben dem therapeutischen Effekt der Sichtbarmachung, dem Verständnis und der inneren Orientierung auch einen psychoedukativen Nachhall: Die Psychose-Frühwarnzeichen (Prodromalsymptome) können so sichtbar gemacht und von den Patient*innen als solche verstanden werden. »Immer, wenn die Gnome die Kontrolle über meine Gedanken haben wollen, merke ich, dass ich eventuell wieder akut psychotisch werde. Ich weiß dann schon, dass ich mich mehr schonen und vielleicht auch etwas mehr von meinem Medikament nehmen muss.«

Szenenaufbau bei Menschen mit einer Sucht- oder Abhängigkeitserkrankung

Auch Menschen mit einer ausgeprägten Sucht- oder Abhängigkeitserkrankung kennen die Identitätsdiffusion, die innere Unklarheit in Bezug auf die eigene Person (siehe Abb. 4). Es spielt dabei keine entscheidende Rolle, ob es sich um legale oder illegale Suchtmittel oder um stoff- oder nicht-stoffgebundene Süchte handelt. Früher oder später ist bei einer Suchtentwicklung der Prozess der Selbststeuerung betroffen. Das Suchtmittel hat die Kontrolle über den Menschen und dessen soziale Beziehungen, und nicht mehr umgekehrt. Dies ist der Fall bei der Tabletten- und der Alkoholabhängigkeit, bei Cannabis- und Heroinsüchten, bei Internet-, Spiel- und Sexsucht. Hat sich nach einer Phase missbräuchlichen Verhaltens eine Suchtentwicklung eingestellt, entsteht eine Spirale abwärts, die mit Selbstvorwürfen, Hilflosigkeit, Gefühlen von Ausgeliefertsein und insgesamt einem großen inneren Durcheinander, was nur in den Suchtmittel-Phasen noch klar empfunden wird, einhergeht. »Die Suchtkranken können nicht mehr differenzieren zwischen ihrem gesunden, d. h. nicht süchtigem, Ich-Zustand und ihrem süchtigen Ich-Zustand. Alles erscheint plötzlich dysfunktional für ihr Leben, nichts scheint mehr zu klappen und die Welt wird zunehmend feindlich erlebt, da spätestens in der kritischen Phase auch Personen aus dem sozialen Umfeld der Betroffenen kritische bis negative Feedbacks geben. Es setzt ein verheerender Teufelskreis ein: Die Menschen müssen trinken, um die Probleme nicht wahrzunehmen, und vergrößern damit gleichzeitig ihre Probleme.« (Bender und Stadler 2012, S. 122)

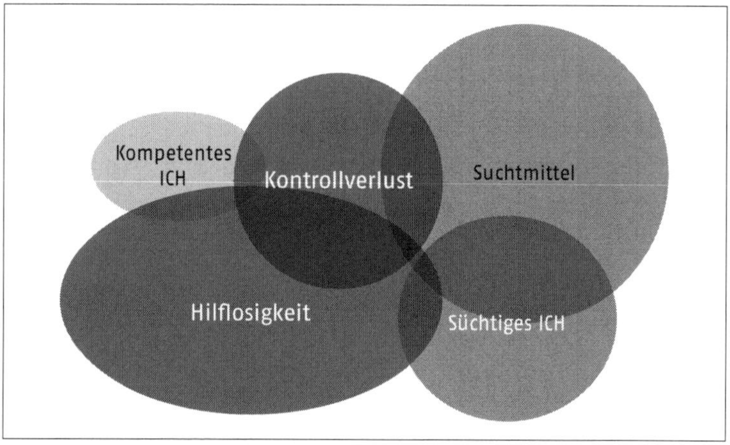

Abb. 4: Identitätsdiffusion bei suchtkranken Menschen (Stadler 2017, S. 68)
Die zwei Seiten, das kompetente ICH und das süchtige ICH sind aufgrund der Gesamtkonstellation nicht mehr klar abgrenzbar. Alles beginnt miteinander zu verschwimmen, Gefühle von Hilflosigkeit und Kontrollverlust betreffen auch die kompetente Seite.

Da der monodramatische Szenenaufbau automatisch mit Sortieren zu tun hat, ist er auch hier von Nutzen. Wie bereits beim störungsspezifischen Arbeiten mit psychosekranken Menschen, ist die Tischbühne der Zimmerbühne aufgrund ihrer Begrenztheit und Übersichtlichkeit vorzuziehen. Was suchtkranke Menschen jedoch besser können als Psychosekranke, ist das Erleben, dass alles zu ihnen gehört. Zwar nutzen sie auch den Selbstschutzmechanismus der Projektion, das Böse, Falsche, Kranke, Gemeine ist immer bei den anderen, nie bei einem selbst, aber sie wissen, dass Gefühle und Gedanken, die sie haben, zu Ihnen gehören[9]. Menschen mit einer schizophrenen Erkrankung erleben dies ja im Außen, daher auch die zwei Tische. Das bedeutet, dass der störungsspezifische Szenenaufbau bei abhängigkeitserkrankten Menschen auf *einer* Tischbühne erfolgen kann und sollte. Die Besonderheit liegt darin, dass die Bühne in zwei Hälften eingeteilt wird, und dass die Selbstrepräsentanz auf

9 Ausnahmen sind natürlich die akuten suchtmittelinduzierten Halluzinosen, während denen aber eine therapeutische Behandlung ohnehin nicht möglich ist, sondern die eine akute Krankenhausbehandlung erfordern.

jeder Hälfte einmal mit einem Objekt besetzt wird. Die eine Hälfte ist die Welt der Sucht, die andere die Welt der Gesundheit oder Kompetenz. Auf der Seite der Sucht muss auf jeden Fall ein Objekt für das Suchtmittel stehen, unabhängig davon, ob der Betreffende ein akutes Suchtverhalten zeigt. Das bedeutet, dass z. B. auch bei einem trockenen Alkoholiker ein Objekt für den Alkohol aufgestellt wird.

Die therapeutische Aufgabe bei diesem Szenenaufbau ist die konsequente Unterstützung bei der Sortier- und Orientierungsarbeit des oder der Patient*in. Alles, was er oder sie sagt, wird entweder im Suchtbereich oder im gesunden Bereich als Objekt aufgestellt. Jede Person (Objektrepräsentanzen), jede Begebenheit, jedes Gefühl und jeder Gedanke wird zugeordnet, damit die in den Patient*innen vorhandene Identitätsdiffusion sich langsam lichten kann. Es soll am Ende verstanden werden, »*So* bin ich, wenn ich süchtig denke, fühle etc., und *so* bin ich, wenn ich mich gesund verhalte.« Durch diesen störungsspezifischen Szenenaufbau (siehe Abb. 5) lernen die Patien-

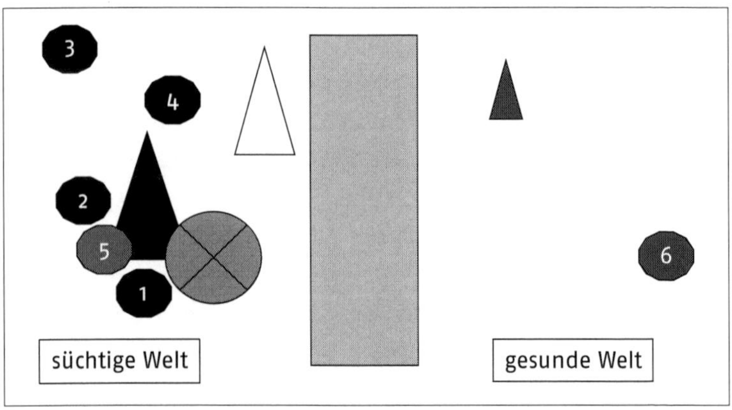

Abbildung 5: Störungsorientierter Szenenaufbau eines abhängigkeitskranken Menschen
Der suchtkranke Eberhard (ausgefüllter Kegel links) mit dem Suchtmittel Alkohol (großer Kreis mit Kreuz) und seinem Vater (Kegel ohne Füllung). Sein Selbstbild als Trinker (1), als Schläger (2), als Drogenkurier (3) und als Einzelgänger (4). Eberhards massives Schamgefühl (5). In der Mitte die Grenze zwischen den Welten und auf der rechten Seite der gesunde, kompetente Eberhard (Kleiner Kegel oben) und sein Wunsch, dass er seine Vaterrolle leben kann (6).

t*innen, die Selbstregulation über ihr Leben wieder zurückzugewinnen. Erst wenn unterschieden werden kann, kann entschieden werden.

Beispiel:
Eberhard, ein 47-jähriger Mann, trinkt seit seiner Jugend. Im sozialen Brennpunkt aufgewachsen, vom Vater mehr oder weniger ignoriert, hat er früh eine Mischidentität aus Schläger, Trinker, Drogenkurier und zurückgezogenem Einzelgänger entwickelt, bei der er anfangs noch seinen beruflichen und familiären Verpflichtungen (Vater einer Tochter) gut nachkommen konnte, dies aber zunehmend eingebrochen ist.

Der monodramatische, störungsorientierte Szenenaufbau auf der Tischbühne hilft bei der Unterscheidung der beiden Welten. Bei der Entscheidung für die eine oder die andere kann eine andere Übung, die ebenfalls als Szenenaufbau gelegt werden kann, helfen: das Motivationsquadrat[10] (Stadler et al. 2020).

Auf der Zimmerbühne wird dazu ein Koordinatenkreuz mit zwei Seilen gelegt. Der oder die Patient*in wandert durch die vier Felder und überlegt sich Antworten zu folgenden Fragen:

- Was spricht dafür, das eigene süchtige Verhalten weiter beizubehalten?
- Was spricht dagegen, das eigene süchtige Verhalten weiter beizubehalten?
- Was spricht dagegen, das eigene süchtige Verhalten zu ändern?
- Was spricht dafür, das eigene süchtige Verhalten zu ändern?

Die Antworten werden entweder mit Objekten symbolisiert oder auf Moderationskarten notiert und in den entsprechenden Feldern abgelegt. Nach dem Durchgang durch die vier Quadranten stellen sich der oder die Therapeut*in und der oder die Patient*in neben das Koordina-

10 Die Übung orientiert sich an dem von William Miller und Stephen Rollnick (2015) entwickelten »Motivational Interviewing«.

tenkreuz und besprechen in der Metaposition das im Koordinatenkreuz sichtbar Gewordene. Dabei werden die Patient*innen zu keiner Position, sprich Entscheidung, gedrängt, sondern sollen nur ihre motivationale Gesamtsituation noch einmal differenziert erleben und in den Blick bekommen. Diese Art von innerem Szenenaufbau hilft Patient*innen dabei, ihre eigenen motivationalen Unklarheiten bzw. Blockaden in den Blick zu nehmen und zu verstehen. Im günstigen Fall können sich daraus Entscheidungen zu einer Veränderung entwickeln.

Szenenaufbau bei Menschen mit einer Posttraumatischen Belastungsstörung

Das Erleben von Hilflosigkeit und Kontrollverlust sind die zwei Zustände, die Menschen mit einer Posttraumatischen Belastungsstörung (ICD 10 F43.1) wohl am knappsten beschreibt. Dabei kann der Kontrollverlust sehr weitreichend sein, einer über die eigenen Gefühle und Gedanken, über plötzlich einschießende innere Bilder (Flashbacks), über körperliche Zustände (Panik, Schlaflosigkeit, somatoforme Störungen, Hyperarousal) bis hin zu Misstrauen in persönlichen Beziehungen und Situationen (vgl. Bender und Stadler 2012). Je nach Häufigkeit und Schweregrad kommen dissoziative Zustände wie Depersonalistionen und Derealisiationen hinzu (Sack 2005). Wie bereits beim störungsorientierten Arbeiten mit suchtkranken Menschen, ist auch bei Menschen mit einer PTBS das Arbeiten auf der Tischbühne das passende Vorgehen. Die Tischbühne erlaubt Überblick (Metaperspektive) und gibt damit die Kontrolle zurück. Der Blick von außen auf das unkontrollierte innere Geschehen ermöglicht auch eine emotionale Abkühlung, die einer Übererregung entgegenwirkt.

Ein störungsorientierter, monodramatischer Szenenaufbau auf der Tischbühne hat im Falle der PTBS-Arbeit mindestens drei Bestandteile:

- Der Sichere Ort
- Die Trauma-Welt
- Die gesunde Welt

Die Einrichtung eines Sicheren Ortes auf der Tischbühne ist der erste Schritt. Mit Symbolen wie einem Tuch oder etwas, das einen eigenen, abgegrenzten Raum schafft, wie Gegenstände aus Holz oder Stein, wird zunächst der Sichere Ort exploriert. Wenn der oder die Patient*in sich dort befindet, sollte sie sich wohl und sicher fühlen, sich beruhigen und entspannen können.

Als zweiter Schritt wird eine Grenze zwischen zwei Teilen auf der Tischbühne gelegt. Ähnlich wie bei der Sucht geht es dabei um eine stabile Grenze, die signalisiert, dass sie nicht überwindbar ist. Da dies häufig noch nicht dem inneren Erleben der Patient*innen entspricht, wird diese Grenze in der Regel durch den oder die Therapeut*in gelegt mit ein paar erklärenden Worten, dass sie wichtig ist für die weitere Arbeit mit den Traumathemen. Sie soll helfen, die bei traumatisierten Menschen vorhandene Identitätsdiffusion schrittweise aufzuheben. Danach werden die beiden durch die Grenze entstandenen Teile als Trauma-Welt und als gesunde Welt definiert. Es ist günstig, wenn die gesunde Seite etwas näher bei den Patient*innen ist, die Trauma-Welt eher auf der Therapeut*innenseite des Tisches.

Die beiden Welten werden nun wieder mithilfe von Objekten (Holzkegeln, Klötzen, Playmobilfiguren, Steine), die für Selbst- und Objektrepräsentanzen stehen, aber auch für emotionale Zustände (z.B. Schuldgefühle), Flashbacks, Gedanken und Impulse, angereichert. Die überwiegende Anzahl der Traumatisierungen sind durch Menschen verursacht, so genannte Man-made Traumata. In diesem Fall sollte der störungsorientierte Szenenaufbau mindestens die folgenden Bestandteile aufweisen (siehe Abb. 6): eine Figur für das gesunde Ich (Selbstrepräsentanz 1) und eine Figur für das traumatisierte Ich (Selbstrepräsentanz 2), ein Symbol für das Schuldgefühl[11],

11 Es gibt bei den Man-made Traumata in der Regel immer ein Schuldgefühl, was die Patient*innen auch schambesetzt benennen (»Hätte ich bloß nicht den Wein mit dem Typen getrunken, wäre xy wahrscheinlich/sicher nicht passiert«). Wird es nicht von alleine benannt, hilft eine vorsichtige Nachfrage. Es handelt sich dabei um das Täterintrojekt.

und zuletzt eine Figur für den oder die Täter*in. Die Figur für das kompetente, gesunde Ich steht auf der gesunden Seite, die anderen drei kommen auf der traumatisierten Seite zum Stehen. Bei dieser Sortierarbeit müssen die Therapeut*innen wieder helfen, da das Schuldgefühl von den Patient*innen meist als zur gesunden Seite gehörig empfunden wird.

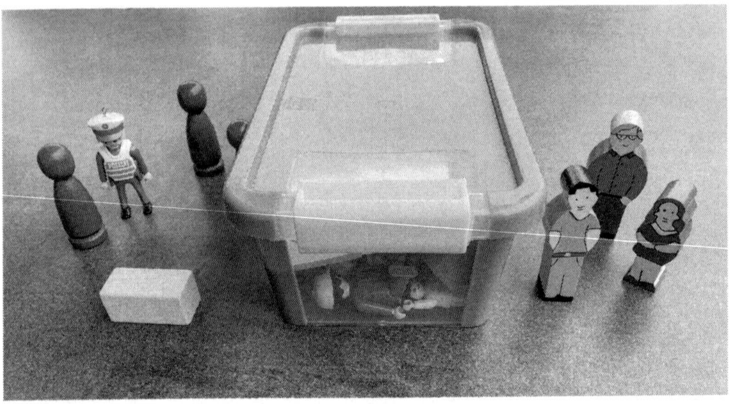

Abbildung 6: Traumaspezifischer Szenenaufbau
Links ist die Trauma-bezogene Seite (Polizistenfigur für das traumatisierte ICH), rechts die kompetente Seite (Figur links für das gesunde ICH; Figuren für die kleine Schwester und den Großvater). In der Mitte liegt eine stabile Grenze zwischen den beiden Bereichen.

Steht dieses Grundgerüst des Szenenaufbaus, werden im Laufe des weiteren Gesprächs die beiden Welten näher exploriert. Was gehört wohin, welche weiteren Personen fördern eher die eine oder eher die andere Seite? Welche Art von Gefühlen gehört wohin? Welche Art von Gedanken sind traumabezogene, welche gesunde? Wie sehen die Flashbacks aus? Auch: Welche Handlungen gehören zur einen oder eben zur anderen Seite? Was sind Trigger für die Flashbacks? Alles wird mithilfe von Objekten auf der Tischbühne symbolisiert. Damit ist es zunächst einmal draußen aus der Innenwelt der Patient*innen, und es hat eine Form und einen Begriff bekommen. Am Ende ist es selbstverständlich wichtig, dass die Patient*innen verstehen, was ihnen gut tut, also die gesunde Seite fördert und größer macht in ihrem Leben, und was sie in die Gefahr von Re-Traumatisierungen bringt, weil es sie mit ihrer traumatisierten Seite und ihrem traumatisierten Ich in Berührung bringt. Bei der Aufstellung ist die Belastungsgrenze zu beachten. Wenn zu viel von Trauma die Rede ist, ist eventuell von Zeit zu Zeit eine Ruhephase am Sicheren Ort hilfreich, oder einfach ein Aufstehen und ein paar Schritte vom Tisch mit dem Szenenaufbau wegzumachen.

Zusammenfassung störungsorientierten Vorgehens mit dem monodramatischen Szenenaufbau

Der Szenenaufbau ist für Personen mit einem desintegrierten oder gering integriertem Strukturniveau (OPD-2) besonders hilfreich, da er durch das äußere Strukturen und Ordnungschaffen dafür sorgt, dass diese gleichzeitig im Inneren entstehen können oder z. T. auch bewusst für ein eigenes inneres Gerüst übernommen werden können.

Störungsspezifisch abgewandelt ist der Szenenaufbau zusammenfassend bei folgenden psychischen Störungen oder Erkrankungen hilfreich:

Psychose
■ Arbeiten auf zwei Tischbühnen ■ Zweibühnenmodell: Trennung der psychotischen von der gesunden Welt ■ Alles darf sein und kann mittels Objekten entsprechend der inneren Logik der Patient*innen auf der Tischbühne seinen Platz bekommen
Sucht/Abhängigkeitserkrankung
■ Arbeiten auf der Tischbühne ■ Klar sichtbare Abgrenzung zweier Hälften (süchtig, gesund/kompetent) ■ Objekte für die eigene Person im Suchtmodus und für die eigene Person im gesunden Modus (Selbstrepräsentanzen) ■ Objekt für das Suchtmittel ■ ggf. Objekte für die Objektreräsentanzen ■ ggf. Objekte für innere Zustände ■ ggf. Motivatiosquadrat auf der Zimmerbühne

Posttraumatische Belastungsstörung

- Arbeiten auf der Tischbühne
- Klar sichtbare Abgrenzung zweier Hälften (traumatisiert, gesund/kompetent)
- Objekte für die eigene Person im traumatisierten Modus und für die eigene Person im gesunden Modus (Selbstrepräsentanzen)
- Bereich für den Sicheren Ort oder Objekt für den Inneren Helfer
- Objekte für die Objektrepräsentanzen (auf jeden Fall bei personenbezogenen Traumata für die Täter*innen)
- Objekt für das Schuldgefühl/Täter*innen-Introjekt
- ggf. Objekte für innere Zustände

4.2 Doppeln – Vertiefte Exploration und Innerer Dialog

Das Doppeln bzw. gedoppelt werden

Die zweite Technik, die im Monodrama zum Einsatz kommen kann, setzt die erste – den Szenenaufbau – voraus. Steht die Szene und der oder die Protagonist*in befindet sich darin, kann der oder die Therapeut*in doppelnd unterstützen. Was bedeutet das?

Beispiel:
Boris hat seine Konfliktszene mit Freundin Yvonne und Sohn Benni (siehe oben) erzählt und aufgestellt. Der Therapeut bittet ihn nun, in seine Position in der Szene zu gehen und zu überlegen, was die Botschaften sind, die er an Yvonne und Benni hat. Boris wendet sich zu dem Stuhl, der für Yvonne steht und sagt »Immer machst du mir Vorwürfe!« und mit einem Seitenblick zu dem Stuhl, der für Benni steht »Du bist eine schlechte Mutter, wenn du vor Benni mit mir streitest.« Der Therapeut tritt neben Boris: »Darf ich einmal versuchen, Ihre innere Stimme zu sein? … Ich fühle mich wie am Pranger, ich bin traurig und wütend, dass mich Yvonne nur als Trinker sieht … und in Bezug auf Benni bin ich hilflos.« Boris sagt: »Ja, genau, ich stehe hier auf der Anklagebank. Das macht mich tatsächlich im Moment mehr wütend,

aber eigentlich bin ich auch traurig, wo wir hingekommen sind mit unserer Beziehung.«

Der Therapeut nimmt im Beispiel beim somato-psychischen Doppeln im Raum eine Position an der Seite des Protagonisten ein und versucht, aus der Einfühlung in diesen zu sprechen. Wie eine Mutter oder ein Vater einem Kind hilft, das gerade sprechen lernt und noch nicht die richtigen Worte für all das hat, was in ihm steckt, wird eine Sprache zur Verfügung gestellt. Der innere Dialog mit sich selbst soll (wieder) in Gang kommen. Das frühe Doppeln hat einen Bezug zum markierten Spiegeln der Bindungstheorie oder Mentalisierungs-orientierten Therapie. Die markierte Affektspiegelung in den frühen Interaktionen hilft bei der Affekterkennung und -regulierung.

Die Therapeut*innen stellen Begriffe zur Verfügung für körperliche Zustände, Emotionen und Gedanken bzw. Impulse. Das Doppeln als unterstützende Funktion gibt dem Kind eine Sprache. Das Doppeln verwendet Ich-Botschaften (»Ich stehe hier«, »Ich bin traurig«, »Ich möchte am liebsten …«), spricht aber das Gegenüber nicht direkt an. Botschaften zum Gegenüber werden indirekt zur Verfügung gestellt (»Ich bin wütend auf Yvonne« statt »Ich bin wütend auf dich!«) Durch das indirekte Angebot kann der oder die Protagonist*in selbst entscheiden, ob er oder sie das von Therapeut*innenseite Ausgesprochene übernehmen will oder nicht; das Gesagte wird nicht direkt in den Mund gelegt. Diese Form des Doppelns kann helfen, dass die Protagonist*innen sich angemessen und entsprechend ihrem inneren Befinden auszudrücken lernen. Gefühle und Gedanken können dabei ausdifferenziert werden. Wenn der Vorgang des Doppelns abgeschlossen ist, verlässt der oder die Therapeut*in die seitliche Position neben den Protagonist*innen und nimmt wieder eine Schräg-gegenüber-Position ein.

> »Das Doppeln ist die Psychodramatechnik, die die *eigene* Wahrnehmungsarbeit in der Ich-Position […] aktiviert (intrapsychisch *verbalisierendes* Doppeln) oder neu wieder zur Geburt bringt (Doppel*gänger*-Technik)« (Krüger 2004, S. 19).

Neben dem somato-psychischen Doppeln im Raum, bei dem die Therapeut*innen möglichst neben ihren Patient*innen sitzen sollten, gibt es die Form des Doppelns auf der Tischbühne. Ist dort eine Szene aufgebaut, kann der oder die Therapeut*in mit dem Einverständnis der Patient*innen einen Finger auf dessen Figur legen und in der Ich-Form sprechen (»Ich stehe hier, und um mich herum steht meine Familie …«). Wie bereits oben erwähnt, erlaubt die Arbeit auf der Tischbühne mehr Distanz und fördert noch stärker die innere Mentalisierung (siehe auch Spiegeln).

Neben dem im vorigen Beispiel beschriebenen differenzierenden Doppeln zeigt das folgende Beispiel eine weitere Form, wie ein innerer Dialog in Gang gesetzt werden kann.

Beispiel:
Boris wendet sich in dem Konflikt nun Benni zu, der in der Küche steht und laut weint. Auf die Aufforderung des Therapeuten, dass Boris zu Benni ein paar Worte sprechen soll, steht dieser wie versteinert und bringt keinen Ton heraus. Er fängt an zu weinen. Der Therapeut doppelt auch hier: »Ich weine. Ich fühle mich so hilflos, dass ich kein Wort herausbekomme. Am liebsten würde ich zu Benni und ihn trösten, aber ich stehe hier wie versteinert.«

Das Doppeln ist auch hilfreich, wenn eine Protagonist*in keine Worte für das hat, was in ihm oder ihr ist. Dies kann der Fall sein, wenn Gefühle, Gedanken oder Impulse so stark sind, dass sie aus Selbstschutz unterdrückt werden, aber auch, wenn sie zu schwach sind, um wahrgenommen zu werden. Es ist dann so, als ob der innere Gesprächsfaden mit sich selbst gerissen ist, und es braucht eine Hilfestellung durch das Doppeln, also eine einfühlende Person, die beim Wiederanknüpfen helfen kann. Das Doppeln hat da eine Hebammenfunktion für innere Zustände. Sie werden auf die Welt gebracht und damit sichtbar. Das Eingreifen der Hebamme wird nur dann gebraucht, wenn der Prozess der Geburt nicht gut läuft. Kommt ein Kind, ein innerer Zustand von alleine auf die Welt, genügt ein begleitendes und ermunterndes Dabeisein.

Aus Sicht der Protagonist*innen ist das Doppeln eigentlich ein Gedoppeltwerden durch den oder die Therapeut*in, das dabei hilft, mit sich selbst in Kontakt zu sein bzw. zu kommen. Das eigene Ich wird exploriert, verschiedene Anteile können darüber sichtbar werden (der Traurige, der Wütende, der Hilflose …). Protagonist*innen lernen sich dabei selbst besser kennen auf den verschiedenen Ebenen der körperlichen und emotionalen Befindlichkeit, in Bezug auf ihre Gedanken über sich und andere, sowie in Hinblick auf ihre Impulse und Wünsche.

In der Regel wird eine Stufenfolge beim Doppeln berücksichtigt (Abb. 7), ausgehend vom Körper, über die Gefühle, die Gedanken, und zuletzt können Handlungsimpulse oder Wünsche gedoppelt werden:

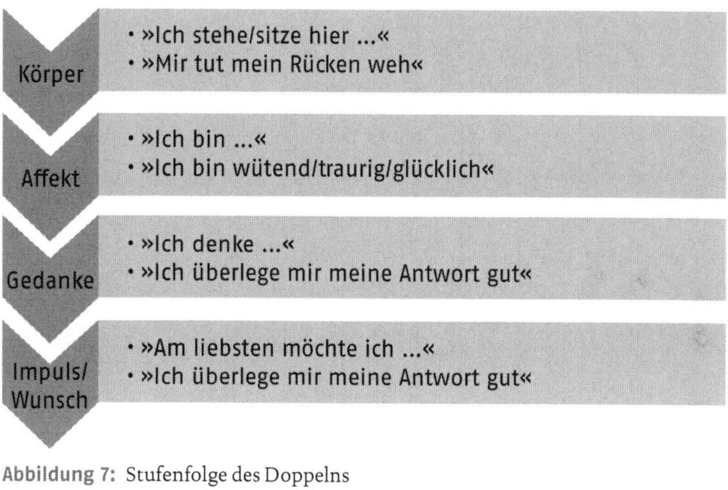

Abbildung 7: Stufenfolge des Doppelns
Von oben nach unten zu lesen. Das Doppeln beginnt beim Körperlichen. Der erste Schritt ist jeweils ein offenes Angebot, der zweite jeweils ein konkretes.

Wichtig beim Doppeln ist, dass die Protagonist*innen Gelegenheit haben, das Angebotene zu übernehmen, am besten auch in eigenen Worten, oder es zu korrigieren oder zurückzuweisen. Dies muss von der doppelnden Person angeregt werden. Besonders bei den konkreten Doppelangeboten kann man sich als Therapeut*in täuschen.

»Schauen Sie einmal, ob das für Sie so stimmt. Am besten, Sie finden eigene Worte für das, was in Ihnen vorgeht.«

Arten und Ziele des Doppelns

Neben dem allgemeinen Ziel, der inneren Welt der Protagonist*innen eine Sprache zu geben, also den inneren Dialog mit sich selbst wieder zu beleben, kann das Doppeln unterschiedliche Arten und Ziele verfolgen.

- Orientierung geben
  Art: Bei dieser Art sind besonders die offenen Satzanfänge hilfreich. Die Protagonist*innen bekommen ein Angebot, wohin sie ihre Aufmerksamkeit richten, damit der Prozess weitergehen kann. Wo ist der nächste Schritt passend, z. B. bei den Gefühlen oder den Impulsen?
  Ziel: Klarheit über die eigene Identität und Position (»Hier bin ich«, »Das spüre ich«, »Das denke ich« und »Das wünsche ich mir«).
- Anteile sammeln
  Art: Hier hilft ein längeres Doppeln, das den Schwerpunkt auf die Exploration legt (»Auch das gibt es in mir«)
  Ziel: Vertiefung des Themas »Wer bin ich?«, auch zur Selbstwert- oder Ressourcenarbeit hilfreich
- Ambivalenz aufzeigen
  Art: Das so genannte Ambivalenzdoppeln braucht zwei Positionen des oder der doppelnden Therapeut*in, einmal rechts und einmal links neben der Protagonist*in. Dazu können auch zwei Stühle aufgestellt werden. Auf der einen Seite wird das »einerseits«, auf der anderen Seite das »andererseits« gedoppelt.
  Ziel: Zwei Seiten einer Person werden nicht im Entweder/Oder-Modus gezeigt, sondern das Sowohl/Als auch wird erlebbar gemacht.
- Handlungsräume eröffnen
  Art: Hierbei stehen die Unterschiedlichkeit der Angebote sowie die offenen Formulierungen im Vordergrund. »Ich könnte dieses

tun/lassen …«, »Ich könnte jenes erwägen/verwerfen«. Da Doppeln auf der Haltung der Einfühlung fußt, ist es wichtig, die Angebote nicht zu weit weg von den selbst wahrgenommenen Möglichkeiten der Protagonist*innen zu platzieren. Zum Beispiel zeugt es eher nicht von Einfühlung, einer Person, die seit 20 Jahren immer an denselben Urlaubsort fährt, doppelnd anzubieten »Ab heute verbringe ich jeden Urlaub an einem anderen Ort«.
Ziel: Anregung, die eigenen Handlungsmöglichkeiten zu erweitern.

- Impulse anregen
  Art: Meist reicht schon der ermunternde Satzanfang, der einen Impuls fokussiert: »Am liebsten würde ich jetzt …«, und die Protagonist*innen starten innerlich einen handlungsorientierten Prozess, der aus der Therapeut*innenrolle begleitet werden kann. Zuweilen ist jedoch ein konkretes Angebot für besonders anpassungsorientierte Menschen hilfreich (»Ich würde jetzt gerne auf den Tisch hauen«). Hier ist wie immer bei konkreten Angeboten wichtig, abzuklären, ob dies wirklich der innere Impuls des oder der Protagonist*in ist.
  Ziel: Wenn die Handlungshemmung im Vordergrund steht, ist das Impulse anregende Doppeln hilfreich, um die Protagonist*innen in Bewegung zu bringen.
- Konfrontativ provozieren
  Art: Diese Art ist von ihrer Grundhaltung her umstritten, da das Doppeln, wie oben zu lesen war, seinen Hintergrund in der frühen unterstützenden Eltern-Kind-Interaktion hat. Dazu passen keine Konfrontation und keine Provokation. Abhängig von der Persönlichkeit der Protagonist*innen kann es aber sein, dass gerade diese Art[12] den eigenen Impuls deutlich macht. Doppel: »Ich fühle rein gar nichts«; Reaktion der Protagonistin: »Nein! Ganz im Gegenteil, ich bin stocksauer …«
  Ziel: Der eigene Impuls soll deutlich werden und er ist nicht so einfach über die Einfühlung zu erfassen.

12 Vermutlich verbirgt sich dahinter auch eine komplementäre Gegenübertragung, d.h., der oder die Therapeut*in fühlt sich gerade in die Objektrepräsentanz des oder der Protagonist*in ein.

Störungsorientiertes Doppeln

Menschen mit schweren strukturellen Störungen (OPD Achse IV »desintegriert« bis »gering integriert«) haben über einen aktuellen Konflikt hinaus in ihrer Persönlichkeit Schwierigkeiten in verschiedenen zentralen psychischen Bereichen. Die »Struktur bezieht sich auf das Selbst und seine Beziehungen zu den Objekten, genauer gesagt auf die Verfügbarkeit über psychische Funktionen in der Regulierung des Selbst und seiner Beziehung zu den inneren und äußeren Objekten.« (Arbeitskreis OPD 2014, S. 255) Die Strukturachse der OPD unterscheidet die Bereiche Wahrnehmung, Regulierung, Kommunikation und Bindung. Diese Unterteilung gilt sowohl für den Kontakt zu sich selbst als auch für den Kontakt zu anderen.

> *Beispiel:*
> Auf die Frage des Therapeuten an die Patientin Christine, wie es ihr geht, antwortet sie: »Gute Frage! Ich weiß es nicht. Das fragt mich meine beste Freundin auch immer. Keine Ahnung [Selbstwahrnehmung]. Ich habe auch immer Konflikte im Job, weil ich immer denke, die mögen mich nicht. Da sind die dann immer überrascht, wenn ich das sage [Fremdwahrnehmung]. Meistens habe ich aber sowieso keinen Kontakt. Ich bin gerne allein, weil ich so genervt von mir bin, wenn etwas nicht klappt. Ich kann dann niemanden in meiner Nähe haben, dann raste ich aus [Regulierung nach innen und außen]. Naja, andere Menschen sind eh so ein Thema. Ich wohne alleine und habe auch keine Beziehung. Beziehung bedeutet Enttäuschung. Das kenne ich von früher, da habe ich mich abgeschlossen, ist besser so [Bindung an innere Objekte]. Ich kann mir auch nicht vorstellen, dass mich jemand so richtig liebt, also mich aushält. So jemand gibt es nicht für mich [Bindung an äußere Objekte].«

Menschen, die in den vier zentralen Bereichen nach innen oder außen Probleme haben, profitieren von der ersten Technik, dem Szenenaufbau, aber auch vom Doppeln. Im Doppeln wird grundsätzlich den Patient*innen, alleine durch die Tatsache des Doppelns, deutlich, dass es eine Person gibt, die sich in sie einfühlt, und die ihre Gefühle und Gedanken containt. Das somato-psychische Doppeln muss vorsichtig, in kleinen Portionen erfolgen, da es sich zunächst nicht mit der Selbstwahrnehmung der Person deckt. Die meisten Menschen mit strukturellen Störungen haben aufgrund früher, negativer Beziehungserlebnisse die Erfahrung, dass niemand ihnen nah ist und/oder sie verstehen kann. Gleichzeitig haben sie eine große Sehnsucht danach. Je strukturell beeinträchtigter eine Person ist, desto wichtiger ist es, dass keine offenen Angebote kommen (»Ich fühle mich …«), da sie dies unter Druck setzt, etwas zu können, was sie gerade qua definitionem nicht können, nämlich sich selbst angemessen wahrzunehmen. D.h., es müssen kleinschrittige konkrete Doppelangebote gemacht werden (»Ich fühle eine Spannung im Körper« oder »Ich bin jetzt wütend«). Zu viel Einfühlung, also ein besonders empathisches Doppeln, bedroht strukturell beeinträchtigte Menschen auch. Es gilt hier einen angemessenen dialogischen Weg miteinander zu finden.

Das Ziel ist beim störungsorientierten Doppeln, die Wahrnehmung, die Regulierung, die Kommunikation und die Bindung auszudifferenzieren.

Doppeln bei Menschen, die unter einer Psychose leiden

Eine besondere Form des Doppelns ist hilfreich bei Menschen, die eine schizophrene Erkrankung haben, Krüger (2001) nennt diese Form des Doppelns den *Doppelgängerdialog*. Bereits Moreno erkannte, dass ein Mensch mit einer Psychose in einer Innenwelt gefangen ist, die es ihm nicht möglich macht, sich angemessen mit seiner Umwelt zu verständigen. »Wenn sie aber mit sich selbst sprechen könnte, mit der Person, die ihr am nächsten steht und die sie am besten kennt, dann hätte sie jemand, mit dem sie sich versteht. Um ihr das zu ermöglichen, reproduzieren wir für sie auf der Bühne ihren ›Doppelgänger‹, mit dem sie sich am leichtesten identifizieren, mit dem sie sich unterhalten, mit dem sie gemeinsam handeln kann. Das ist der Sinn der Doppelgängermethode.« (Moreno 1959, S. 85).

Diese Erkenntnis Morenos nutzt Krüger für sein Verständnis von Psychose und schlägt deshalb den Doppelgängerdialog als erste zentrale Behandlungstechnik in diesem Kontext vor (Krüger 2015, S. 383–440).

Der Doppelgängerdialog findet in der Regel nicht auf der Tischbühne statt, sondern Therapeut*in und Patient*in stehen oder sitzen nebeneinander. Der oder die Therapeut*in übernimmt die Patient*innen-Perspektive und verlässt damit die Gegenüber-Position. Wie im Doppeln üblich trifft der oder die Therapeut*in Aussagen (doppelnde Angebote) und stellt keine Fragen aus der Doppelrolle. Die Angebote, die gedoppelt werden, beziehen sich auf die psychotische Wirklichkeit draußen, entsprechend der Selbstschutzlogik der Patient*innen, die eigenen, bedrohlichen Anteile in der Wirklichkeit um sich herum zu erleben. Es werden in diesem störungsorientierten Vorgehen also weniger Doppelangebote über das eigene Innenleben der Patient*innen getroffen.

Die Inhalte, welche die Therapeut*innen doppeln, sind in der Regel etwas »verrückter« als die Aussagen ihrer Patient*innen selbst. Dies hilft den Patient*innen, ihre Wahrnehmung zu justieren, sich selbst zu regulieren, etwas Abstand zur (formulierten) »psychotischen« Aussage der Therapeut*innen einzunehmen. Die psychotische Wirklichkeit wird einfühlend konkret beschrieben, es werden dabei auch keine Bilder oder Metaphern verwendet, die einen psychosekranken Menschen aufgrund ihrer eingeschränkten Mentalisierungsfähigkeit nur verunsichern würden.

Beispiel:
Der Therapeut begleitet Dorothee, eine 50-jährige, chronisch schizophrene Frau, von einem sozialpsychiatrischen Hausbesuch kommend, zur Straßenbahn. Dorothee hat verschieden bunte geflochtene Wollbänder, mit denen sie immer in Kreisform wedelt, sobald sie ihre Wohnung verlässt. Sie begegnen auf der Straße einem anderen Menschen, der gerade eine Banane gegessen hat, und die leere Bananenschale in der Hand schlenkert. Dorothee raunt dem Therapeuten zu: »Schau mal, der wedelt

gelb.« Der Therapeut begibt sich in den Doppelgängerdialog: »Ja, gelb hilft besonders gut gegen Abhören mit Antennen. Aber die bunten Wedelbänder sind besser, die schützen gegen Einflüsse aus dem All und gegen Menschen, die es nicht gut meinen mit Ihnen.« Dorothee daraufhin: »Nein, für die aus dem All braucht es eine Mütze mit Metallfäden.«

Bei dieser Form des Doppelgängerdialogs hält der oder die Therapeut*in mehrere Wirklichkeiten gleichzeitig. Einerseits die psychotische Wirklichkeit im Sinne einer »shared reality«, andererseits die gesunde Alltagsrealität außerhalb der Psychose. Anders als ein*e psychotische Patient*in kann der oder die Therapeut*in sich in die psychotische Wirklichkeit einschwingen im *Als-ob-Modus*. Gleichzeitig wird aber die andere, nicht-psychotische Wirklichkeit gehalten, die über den Doppelgängerdialog in die Realität der Patient*innen eingeflochten wird. In obigem Beispiel ging es dem Therapeuten um den realitätsangemessenen Wunsch nach Selbstschutz und Abgrenzung.

Das Arbeiten mit dem Doppelgängerdialog ist eine komplexe monodramatische Technik, die im Gegensatz zum störungsorientierten Szenenaufbau mit psychotisch kranken Menschen einige Übung erfordert, obwohl sie nur ein gemeinsames Als-ob-Spielen als Grundlage zu haben scheint. Von Moreno sind einige Beispiele überliefert, wo er die Technik einsetzen konnte, zum Beispiel bei einem Patienten, der sich in wahnhafter Selbstverkennung in den späten 30er-Jahren in USA für Hitler hielt (vgl. Krüger 2015, S. 384). Moreno sprach den Patienten konsequent mit Herr Hitler an, beschäftigte sich aber dennoch mit den therapeutischen Themen des Patienten, z. B. seiner Mutterbeziehung. Er setzte zusätzlich zwei Krankenpfleger ein, welche die Rollen von Göring und Goebbels spielten, um so dem Patienten zu ermöglichen, seine psychotische Welt im Hier und Jetzt zu durchleben.

Doppeln bei Menschen, die unter einer Abhängigkeitserkrankung leiden

Wie beim Thema Szenenaufbau deutlich wurde, ist bei dem störungsorientierten Arbeiten mit suchtkranken Menschen immer mit zwei Anteilen zu rechnen, dem süchtigen und dem kompetenten ICH, einem inneren Anteil, welcher der Suchtlogik folgt, und einem Anteil, der einer gesunden und lebenstüchtigen Logik folgt. Demzufolge kann auch das Doppeln im Monodrama bedeuten, dass es sich um eine Form von »Ja, dies, und das andere auch« handelt.

Beispiel:
Eberhard, ein 45-jähriger alkoholkranker Mann, pendelt zwischen langen Phasen von Abstinenz und dem wiederholten Absturz ins Trinken. In den Abstinenzphasen ist er voller Hoffnung, dass es dieses Mal endgültig klappt, mit dem Trinken aufzuhören. Aus Scham über seine wiederholten Rückfälle und aus Schuldgefühl, was er dadurch in seiner Familie anrichtet, ist er geneigt, die Trinkphasen komplett zu »vergessen«. Der Therapeut doppelt hier in beide Richtungen: »Ich bin so stolz, dass ich es geschafft habe, mit dem Trinken aufzuhören. Dieses Mal wird es sicher nachhaltig klappen. Ich werde nie wieder trinken! Mein Leben ist so viel schöner, ich habe weniger Konflikte mit meiner Frau und meinen Kindern.« Der Therapeut geht an die andere Seite von Eberhard: »Wenn ich daran denke, was ich zuletzt veranstaltet habe, als ich betrunken war …, dann schäme ich mich furchtbar. Ich schäme mich so sehr, dass ich das direkt vergessen will. Eigentlich fühle ich mich auch richtig schuldig, wie ein Versager.«

Das Doppeln reichert die Selbstwahrnehmung der Patient*innen an und sorgt durch die Funktion des Containings dafür, dass sie spaltende Selbstschutzmechanismen wie Projektion und Verleugnung langsam zugunsten reiferer Abwehrmechanismen und einer umfassenderen Selbstwahrnehmung zurücknehmen können.

Bei der motivationalen Klärung mit den suchtkranken Patient*innen ist das Motivational Interview von Miller und Rollnick (2015) bereits beim Szenenaufbau benannt worden. Die vier Felder können beispielsweise auf der Tischbühne mit vier Blättern dargestellt werden, auf denen die vier motivationalen Anteile mit Intermediärobjekten dargestellt werden. Diese können von dem oder der Patient*in exploriert werden, wobei sie jeweils doppelnd von Therapeut*innenseite angereichert werden können.

Doppeln bei Menschen, die unter einer Posttraumatischen Belastungsstörung (PTBS) leiden

Auch im monodramatischen Setting ist das grundsätzliche traumaspezifische Vorgehen zu beachten (siehe Szenenaufbau). Das Doppeln kann besonders in zwei Bereichen hilfreich sein.

Zunächst einmal fällt es Menschen mit einer PTBS schwer, den gesunden oder kompetenten Anteil in den Blick zu bekommen. Flashbacks und das allgemeine Erleben von Übererregung bzw. Numbing, die Gefühlstaubheit, erzeugen einen Sog auf die traumatische Seite. Hier kann es hilfreich sein, auf der Tischbühne die Figur des kompetenten Ichs zu berühren und doppelnd die Wahrnehmung für die kompetente Seite zu stärken.

Beispiel:
Franziska, eine 30-jährige Frau, hat auf der Tischbühne ihren Trauma-spezifischen Szenenaufbau mithilfe des Therapeuten eingerichtet. Seit der Geburt ihrer jüngeren Tochter hat sie Flashbacks zu früheren Situationen, als ihr alkoholisierter Vater ihre Mutter sowie ihren älteren Bruder körperlich misshandelte. Es fiel ihr leicht, auf der Trauma-Ich-Seite einige Dinge zu identifizieren (Schuldgefühl, Männer und Alkohol als Trigger, Unkonzentriertheit am Arbeitsplatz). Bei der Seite des kompetenten Ichs fällt ihr nichts ein. Der Therapeut doppelt diese Seite: »Ich bin eine einfühlsame Hundebesitzerin und auch eine verantwortungsvolle Mutter zweier Kinder. Ich bastle mit Leidenschaft gerne.«

Gedoppelt werden kann alles, egal wie klein oder groß der Anteil ist. Am Ende einer störungsspezifischen Aufstellung ist auch der Gesamteindruck wichtig, nämlich, dass auf beiden Seiten, der traumatisierten wie der kompetenten, das Bild ausdifferenziert ist und beide Seiten möglichst ausgewogen sind.

Eine zweite Form des Doppelns ist die Rolle des *Interaktionell mitagierenden Doppelgängers*[13]. Nimmt der oder die Therapeut*in diese Rolle ein, gestaltet er oder sie die Handlung mit. Das kann z.B. bedeuten, dass aus dieser Rolle Impulse formuliert bzw. Handlungen begonnen werden, zu der die traumatisierte Person selbst noch nicht in der Lage ist. Der oder die Doppelgänger*in geht also nicht neben den Patient*innen, sondern symbolisch und, gegebenenfalls auch räumlich, ein Schritt voraus, um eine Re-Traumatisierung zu vermeiden.

Beispiel:

Franziska, die Patientin aus dem letzten Beispiel, ist heute eine alleinerziehende Frau. Sie möchte gerne wieder eine Partnerschaft beginnen und findet nicht den »Richtigen«. Sie zeigt dem Therapeuten anhand einer mit Stühlen dargestellten Szene, wie die Begegnung mit dem letzten potentiellen Kandidaten, den sie über eine Dating-Plattform kennengelernt hatte, ablief. Der Therapeut bietet an, sie als Doppelgänger in die gespielte Situation zu begleiten.

Franziska: »Wir haben uns in einer Kneipe verabredet, und ich bestelle mir ein Wasser. Tom (der Datingpartner) ist schon da und hat ein halbvolles Bier vor sich stehen. Wir verstehen uns gleich gut, ein lockerer Typ, mit dem man sich gut unterhalten kann. Er lädt mich zum Essen ein und bestellt dazu eine Flasche Wein. Ich habe mir vorgenommen, dass ich wenig trinke, einen kühlen Kopf behalte, mich nicht gleich Hals über Kopf in ihn vergucke, wie ich das sonst immer so mache. Das ist auch kein Pro-

13 Der Begriff geht auf Krüger zurück, der diese Rolle später als »hilfreiche, fiktive Doppelgänger« bezeichnet (2015, S. 196).

blem, aber je länger wir sitzen, desto mehr habe ich Kopfschmerzen. Ich kann kaum mehr stillsitzen.«
Der Therapeut als Doppelgänger steht neben Franziska und sagt: »Ich spüre etwas in meinem Nacken, was ich jetzt nicht gebrauchen kann. Aber ich weiß, dass ich mich auf meinen Körper verlassen kann. Ich bin ganz klar, Tom ist nett, aber ich nehme eine Bedrohung war, vielleicht durch den Alkohol. Er trinkt fast die ganze Flasche alleine. Ich bin mir nicht sicher, wie er auf Alkohol reagiert. Ich weiß, dass Tom wahrscheinlich nicht wie mein Vater ist, aber ich merke, wie ich die Bilder von früher weghalten muss. Ich gehe mal kurz auf die Toilette, dann bin ich einen Moment für mich und kann überlegen, was ich jetzt tun möchte.«

Der Therapeut als interaktionell mitagierender Doppelgänger steht also unterstützend und eventuell schützend zur Seite, er fühlt sich ein, kann aber auch schon Dinge formulieren, die die Protagonistin noch nicht so klar für sich sehen und formulieren kann. Er antizipiert Dinge und stellt sie zur Verfügung, damit eine schwierige Situation aus der Vergangenheit der Patientin sich nicht in der Gegenwart wiederholt.

Auch bei dieser Form monodramatischen Doppelns ist es wichtig, dass der oder die Therapeut*in danach wieder die Doppelgängerrolle verlässt und als Therapeut*in eine Gegenüberposition wahrnimmt. Aus dieser Position kann die Situation gemeinsam mentalisiert werden.

Zusammenfassung störungsorientierten Vorgehens mit dem monodramatischen Doppeln

Das Doppeln in seinen unterschiedlichen Varianten (Doppeln, Doppelgänger, Doppelgängerdialog) ist für Personen mit einem desintegrierten oder gering integrierten Strukturniveau (OPD-2) besonders hilfreich, da es den betroffenen Menschen dabei hilft, sich und ihr Innenleben besser zu verstehen. Sie werden durch die einfühlende Doppeltechnik nicht beschämt, sondern können ich-synton Dinge erleben, die ihnen bislang nicht bewusst waren. Im Doppeln werden psychische Sachverhalte sensibel zur Verfügung gestellt, und sie können auch abgelehnt oder zurückgewiesen werden. Die Autonomie verbleibt bei den Patient*innen.

Während der Szenenaufbau hilft, sich in der eigenen seelischen Welt zu orientieren, ist das Doppeln wie eine zur Verfügung gestellte Taschenlampe, mit der Patient*in und Therapeut*in gemeinsam den bislang dunklen Keller beleuchten.

Störungsorientiert abgewandelt ist das Doppeln zusammenfassend bei folgenden psychischen Störungen oder Erkrankungen hilfreich:

Psychose

- Shared reality statt Konfrontation
- Doppelgängerdialog

Sucht-/Abhängigkeitserkrankung

- Doppeln von süchtiger und kompetenter Seite
- Anreicherung des Motivational Interviewing

Posttraumatische Belastungsstörung

- Doppeln zur Exploration und Stärkung der kompetenten Seite
- Interaktionell mitagierender Doppelgänger als vorausschauende*r Helfer*in

4.3 Rollenwechsel und Rollenspiel im kulturellen Atom – Ich bin viele

Der Szenenaufbau und das Doppeln haben schon die Richtung gewiesen: Im nächsten Schritt geht es darum, die entdeckte innere Welt der Protagonist*innen in ihrer Vielfalt zu entdecken und im Spiel zu beleben. Während die vorgenannten Techniken vor allem zur Exploration und zum Sortieren dienten, geht es mit der Technik des Rollenwechsels im kulturellen Atom vor alle darum, die verschiedenen inneren Anteile oder Rollen des kulturellen Atoms vertieft in ihrer Unterschiedlichkeit und in ihren Beziehungen zueinander zu verstehen. Wer bin ich? Welche inneren Anteile machen mich aus? Innere Anteile, Rollen des kulturellen Atoms und Selbstrepräsentanzen werden hier synonym verwendet (Schnabel et al. 2019). Je nachdem, wie die äußere soziale Situation ist, werden in einer Person unterschiedliche, korrespondierende innere Rollen aktiviert, die Rollen des kulturellen Atoms (Abb. 8). Für das Arbeiten mit den inneren Anteilen sind vier Schritte hilfreich: Zunächst werden die verschiedenen Anteile oder Rollen identifiziert. In einem zweiten Schritt werden diese exploriert, bevor als nächstes die innere Konfliktdynamik zwischen den verschiedenen Anteilen in den Blick genommen wird. Als letzter Schritt steht eine Integration dieser Anteile an (Ameln et al. 2019, S. 24 ff.).

Beispiel für die Identifikation und innere Konfliktbeschreibung:
Hilde ist Ärztin im Kontext ihrer Ausbildung und ihrer Arbeitsstelle, einem Krankenhaus, mit ihren Kolleg*innen. Sie ist Partnerin im Kontext mit Andreas, mit dem sie eine Beziehung führt. Sie ist Mutter im Kontext mit Sabine, ihrer Tochter. Die beiden Rollen Partnerin und Mutter vertragen sich bei ihr gut, die der berufstätigen Ärztin hat aber eine Spannung zur Mutterrolle.

Im Monodrama können nun diese Rollen durch einen Rollenwechsel deutlicher akzentuiert werden. Nacheinander wechselt der oder die Protagonist*in in die verschiedenen Rollen, und spricht aus diesen Rollen über sich selbst (»Ich bin Hilde, die Ärztin, ich habe viel zu tun, denn ich habe zahlreiche Nachtdienste«), bzw. auch zu den anderen Rollen (»Ich als Ärztin würde gerne weniger arbeiten, aber wenn ich da dich als emanzipierte Partnerin sehe, ist es mir wichtig, dass ich diese Arbeitsstelle habe«). Die Rolleneinnahmen werden dadurch betont, dass auch jeweils eine dazu passende Körperhaltung eingenommen wird (Gestik, Mimik). Dadurch, dass die Anteile, die normalerweise *in* einer Person sind, außen sichtbar gemacht und nacheinander belebt werden und auch in Interaktion treten können, versteht der oder die Protagonist*in sich selbst in seiner oder ihrer

Unterschiedlichkeit und Dynamik besser. Dies kann auf der Zimmerbühne mit verschiedenen Stühlen durchgeführt werden: Jeweils ein Stuhl steht dabei für eine Rolle. Wichtig beim Arbeiten mit dem Rollenwechsel ist, dass dieser auch tatsächlich räumlich vollzogen wird. Theoretisch könnte der oder die Protagonist*in auch von einem Stuhl aus alle Rollen bespielen, aber das Vorgehen ist viel effektiver, wenn die Position (z. B. der Stuhl) zusammen mit der Rolle somatisch gewechselt wird.

In den Rollenwechseln im kulturellen Atom wird das »Ich bin viele« unmittelbar und in seiner inneren Dynamik erlebbar. Im Beispiel von Hilde waren einige ihrer sozialen Rollen angesprochen (Ärztin, Partnerin, Mutter), ebenso können psychische Rollen aufgezeigt werden (die Traurige, die Einsame, die Wütende).

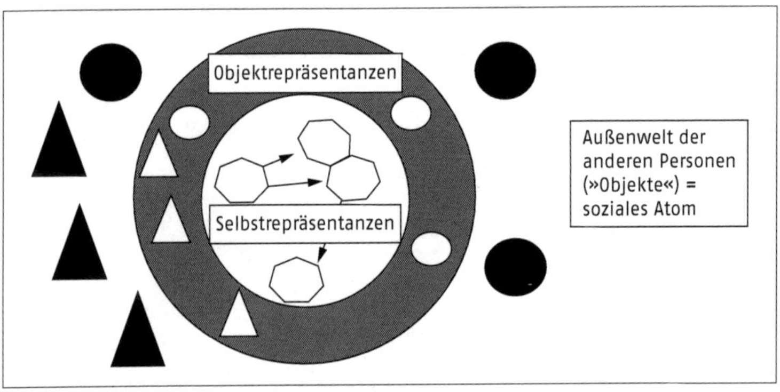

Abbildung 8: Innere Anteile oder Selbstrepräsentanzen und einige Beziehungen untereinander sowie die Welt der Objektrepräsentanzen und der realen Objekte

Steht nicht genug Platz für eine Stuhlarbeit zur Verfügung, werden auf der Tischbühne die Anteile mit Intermediärobjekten (Figuren, Klötzen oder Steinen) besetzt, die jeweils durch eine Berührung des Fingers belebt werden. Es gilt für die Rollenwechsel im kulturellen Atom dasselbe wie bereits für den Szenenaufbau und das Doppeln: das Arbeiten auf der Tischbühne erlaubt durch seine Metaperspektive mehr Distanz und Übersicht, das Arbeiten auf dem Boden, der Zimmerbühne, intensiviert den Prozess des Erlebens. Der Rollenwechsel wird in der Ausgangsposition abgeschlossen und die Protagonist*innen werden gefragt, wie es ihnen in den jeweiligen Rollen ergangen ist.

Die drei bisherigen Psychodrama-Techniken (Szenenaufbau, Doppeln und Rollenwechsel) sind Interventionen, die einen zeitlichen Verlauf nicht berücksichtigen. Es sind statische Aufstellungen, die gerade durch den Charakter einer Momentaufnahme *Konstellationen* deutlich machen. Wird nun die *Zeitachse* dazugenommen, ist es so, als ob aus einem Foto plötzlich ein Film zu werden beginnt. Im Monodrama sind wir dann beim Rollenspiel(en) angekommen. Eine Szene wird am roten Faden der Zeit entlang entwickelt. Was war zuerst da? Und was kam danach? Und dann? Schritt für Schritt wird ein Erlebnis handelnd dargestellt. Dies beinhaltet zunächst einmal eine rein zeitliche Abfolge, eine Chronologie (»Zuerst war ich Partnerin, dann Ärztin«), keine Kausalität (»Weil ich Hunger hatte, habe ich etwas gegessen«). Dies zu betonen ist sehr wichtig, da Menschen dazu neigen, aus zeitlichen Abfolgen Kausalitäten zu konstruieren, um die es hier aber noch nicht geht.

Im monodramatischen Rollenspiel geht es erst einmal um ein Sortieren. Ausgehend von dem Szenenaufbau wird eine chronologische Sortierung eingeführt. Das Rollenspiel in einer eigenen Rolle baut in seiner Praxis auf den Szenenaufbau auf. Fehlt ein angemessener Szenenaufbau, wird dieser während des Rollenspiels nachgeholt, damit das Handeln auf der Bühne einen Rahmen hat. Es muss deutlich sein, wer jeweils handelt und welche Rolle aktiv ist.

Das Rollenspiel fördert die Selbstwahrnehmung und die ICH-Erkenntnis.

Rollenspiel kommt im Monodrama zum Einsatz in Form von nachgespielten Szenen, die ein*e Patient*in erlebt hat, in Zukunftsszenen eines oder einer Klient*in, grundsätzlich bei jeder Art von Stegreifspielen, im Traum- und im Märchenspiel und im *Bibliodrama* sowie im Handpuppenspiel.

Krüger beschreibt die Funktion des Nachspielens: »Wenn der Protagonist in einem Rollenspiel eine eigene *Erinnerung* nachspielt, gestaltet er auf der Bühne … seine eigene Identitätsentwicklung

(Balance zwischen Selbst und situativer Rolle) in der Vergangenheit nach. Im bloßen Denken … kann man noch einzelne Bruchstücke der Erinnerung in der zeitlichen Reihenfolge vertauschen oder weglassen. Im Rollenspiel in der eigenen Rolle gestaltet der Protagonist sein *erinnertes* Zusammenspiel zwischen Innenwelt und Außenwelt aber auf der Bühne entlang dem roten Faden der Zeitlogik wieder zu einem *gegenwärtigen* innerem Denken, Fühlen, Empfinden und äußerem Wahrnehmen und Handeln aus.« (2004, 23)

Tabelle 1: Monodramatisches Rollenspiel im kulturellen Atom

Arbeitsform	Inhalt des Spiels
Nachgespielte Szene	Ein*e Protagonist*in schildert einen real erlebten inneren Konflikt aus seinem oder ihrem Leben und spielt diesen durch Einnehmen der verschiedenen Rollen auf der Zimmerbühne nach.
Zukünftige Szene	Ein*e Protagonist*in schildert einen zukünftigen inneren Konflikt aus seinem oder ihrem Leben und spielt diesen durch Einnehmen der verschiedenen Rollen auf der Zimmerbühne.
Stegreifspiel allgemein	Ein*e Protagonist*in spielt Stegreif, d. h. ohne eine vorgegebene Handlung oder Geschichte spontan, wie es ihm oder ihr einfällt, durch Einnehmen der verschiedenen Rollen auf der Zimmerbühne.
Handpuppenspiel	Das Handpuppenspiel ist ein spezielles Arrangement zwischen der Zimmer- und der Tischbühne. Der oder die Protagonist*in bleibt durch das Hineinschlüpfen in die Handpuppe stärker mit der Rolle identifiziert als mit einem Intermediärobjekt auf dem Tisch.
Traumspiel	Ein*e Protagonist*in schildert einen Tag- oder Nachttraum aus seinem oder ihrem Leben und spielt diesen durch Einnehmen der verschiedenen Rollen auf der Zimmerbühne nach.
Märchenspiel	Ein*e Protagonist*in wählt ein Märchen und spielt dieses durch Einnehmen der verschiedenen Rollen auf der Zimmerbühne nach.
Bibliodrama	Ein*e Protagonist*in wählt eine biblische Geschichte und spielt diese durch Einnehmen der verschiedenen Rollen auf der Zimmerbühne nach.

Alle Arbeitsformen können sowohl auf der Zimmerbühne als auch auf der Tischbühne gespielt werden; für letzteres braucht es eine Auswahl an Intermediärobjekten für die verschiedenen Rollen.

Beim monodramatischen Rollenspiel ist nach einem kurzen Szenenaufbau (Welche Rollen sind vorhanden? Wer befindet sich wo?) Folgendes zu beachten: Zu Beginn werden kurze Rollendefinitionen gegeben (»Hier bin ich als Pfarrerin, dort bin ich als Mutter und dort als Mitglied im Chor«).

In der Therapeut*innenrolle werden während der Spielphasen nur noch die Rollen (Pfarrerin, Mutter, Chormitglied), nicht mehr die Rollenträgerin selbst angesprochen. Dies hilft der Protagonist*in, im Spiel zu bleiben. Die therapeutische Grundhaltung ist dabei eine sokratische[14], d. h., es wird in erster Linie *gefragt*, nicht *gedeutet* oder Hypothesen zur Verfügung gestellt. Wird etwas nicht verstanden, kann eine Rolle gebeten werden, die Handlung in Zeitlupe zu wiederholen (»Können Sie mir das als Pfarrerin noch einmal Schritt für Schritt zeigen?«). Eine Verlangsamung oder »naive Zeitlupe« intensiviert und erhöht die Erkenntnis für den oder die Rollenträger*in.

Wird zum Beispiel eine szenische Abfolge wie ein Traum durchgespielt, gibt es durch die chronologische Traumfolge verschiedene Stationen, die alle auf der Bühne gleichzeitig mit Objekten repräsentiert sein können. So kann sich der oder die Protagonist*in durch die eigene Traumlandschaft bewegen und nacheinander verschiedene Rollen einnehmen. Der Traum kann so subjektstufig[15] erschlossen werden. Aus einer zeitlichen Abfolge wird in dieser Form des Rollenspiels eine räumliche Konstellation.

Ist die Spielphase abgeschlossen, wird der oder die Protagonist*in in der Integrationsphase nach dem Erleben und den Gefühlen gefragt.

---

14 Der griechische Philosoph Sokrates behauptete von sich, dass er nichts wisse, brachte aber seine Gesprächspartner durch seine Fragen dazu, dass sie ihre eigenen Denkmuster hinterfragten.

15 Das subjektstufige Verstehen eines Traumes bedeutet, dass alles, was im Traum vorkommt, den oder die Träumer*in selbst repräsentiert, während das objektstufige Verstehen die im Traum vorkommenden anderen Personen als Objektrepräsentanzen, also innere Vertreter realer Personen sieht (Stadler 2015).

Handpuppenspiel

Das Handpuppenspiel ist ein spezielles Arrangement, das zwischen dem Spiel auf dem Boden, der Zimmerbühne und dem Spielen auf der Tischbühne angesiedelt ist. Durch das Hineinschlüpfen in eine Handpuppe kann die Figur ich-synton geführt werden. Der oder die Protagonist*in ist dadurch einerseits stärker mit der gespielten Rolle identifiziert als beim Spiel mit einem Intermediärobjekt auf dem Tisch, andererseits ist die gespielte Rolle doch etwas fremder, als wenn man selbst in die somato-psychische Rolle, also ganzkörperlich, wechseln würde.

Zwei Varianten des Handpuppenspiels eignen sich für die Belebung des kulturellen Atoms:

1. *Eine Handpuppe erzählt eine Geschichte über sich selbst im Stegreifmodus*
   Spontan, ohne groß zu überlegen, stellt der oder die Protagonist*in sich in der Rolle der Handpuppe vor (»Ich bin Kasimir, die Heuschrecke. Ich bin uralt und wohne in einem verlassenen Schneckenhaus«). Die Handpuppe erzählt eine Geschichte, eventuell im Stil eines Märchens (»Es war einmal …«) mit einem Happy-End. Besonders die Variante mit dem Happy-End ist hilfreich für Menschen mit sehr belasteten Biografien.
   Die Aufgabe der Therapeuten*innen ist es, der Geschichte interessiert und aktiv zuzuhören, und dabei dem oder der Rollenspieler*in zu helfen, die Rolle weiter zu spielen, sollte sie ins Stocken kommen (»Ach, das ist ja interessant, können Sie mir mehr über Ihr Schneckenhaus erzählen …?«). Das Ziel dabei ist, dass die Stegreif-spielende Person etwas über sich und die eigene Identität erfährt, was sie durch logisches Überlegen im Gespräch nicht gesehen hätte. Durch das Stegreifmoment wird auch der innere kreative »Motor« in Gang gesetzt, der wesentlich für die Selbstheilungskräfte der Patient*innen ist (siehe Kap. 1.2). Spielen ist heilsam.

2. *Drei Handpuppen spielen Stegreif miteinander*
Auch in dieser Variante wird spontan im Stegreifmodus gespielt. Der Schwerpunkt liegt hier aber hier nicht nur auf dem Stegreifmoment beim Spielen einer eigenen Rolle, sondern auf den Interaktionen mehrerer Rollen. Drei Handpuppen interagieren miteinander. Sie unterstützen sich, zeigen Rivalitäten, werden vernachlässigt. Viele Themen können sich aus dem spontanen Spiel ergeben. Wichtig ist auch hier, dass die Therapeut*innen nicht deutend eingreifen. Dies würde den Spielfluss sofort blockieren, da sich die Mentalisierungsfunktion nicht gut mit dem Stegreifspiel verträgt. Dies kann man sehr gut beim Kinderspiel beobachten, wo die Kinder beim Spielen ganz versunken sind, ihre Umgebung dabei nicht mehr wahrnehmen; werden sie aber angesprochen auf das, was sie gerade tun, sind sie aus dem Flow herausgerissen (Csikszentmihalyi 2010). Das Ziel ist damit hier die Verbesserung der Selbstwahrnehmung, sowie der inneren Kommunikation zwischen den verschiedenen Anteilen einer Person.

Störungsorientierte Rollenwechsel und Rollenspiele in einer eigenen Rolle

Menschen mit mittelschweren strukturellen Störungen, d.h. mit einem gering strukturierten Integrationsniveau (OPD Achse IV) haben definitionsgemäß neben möglichen aktuellen psychischen Konflikten Schwierigkeiten in den zentralen Bereichen der Fremd- und Selbstwahrnehmung, der Selbst- und Beziehungsregulierung, der Kommunikation nach innen und nach außen und bei der Bindungsfähigkeit (Arbeitskreis OPD 2014).

Der Rollenwechsel zwischen inneren Anteilen sowie das Spielen in diesen eigenen Rollen unterstützt Patient*innen besonders bei der Organisation ihres Innenlebens. Diese Form von Rollenwechsel und das Rollenspiel verbessern ihre Selbstwahrnehmung; sie helfen dabei, dass die Patient*innen ihre inneren Anteile nicht nur besser verstehen, sondern auch besser regulieren lernen. Auf diesem Weg können sie entdecken, wie ihre verschiedenen, zum Teil in Konflikt stehenden Seiten miteinander kommunizieren können. Der innere Dialog wird gefördert. Das so genannte Innere Team ist ein Modell dieses inneren Zusammenspiels (vgl. Schnabel et al. 2019).

Rollenwechsel bei Menschen, die unter einer emotional instabilen Persönlichkeitsstörung leiden

Menschen, die unter einer emotional instabilen Persönlichkeitsstörung leiden, haben zahlreiche Fragen in Bezug auf die eigene Person. Ihre Identität, also die Frage ›Wer bin ich?‹, ist für sie, abhängig vom Schweregrad der Störung, nicht gut oder eventuell gar nicht zu beantworten. Ihre Selbstwahrnehmung weist aus Selbstschutzgründen große Lücken auf. Der bekannteste Selbstschutzmechanismus neben dem Abschalten der Selbstwahrnehmung ist die projektive Identifizierung[16]. Sie führt meist zu einer Vielzahl sozialer Konflikte. Auch die Stimmung kann von einem Moment auf den anderen schwanken, von gut gelaunt bis zu extrem angespannt und gereizt. Diese Menschen haben es daher entsprechend schwer mit ihren Impulsen bzw. mit der Kontrolle und Regulation derselben. Die bekannteste Störung aus diesem Bereich ist die Borderline-Persönlichkeitsstörung (BLPS; ICD-10 F60.31), die sich zusätzlich durch das Gefühl einer inneren Leere und häufig selbstverletzendem Verhalten und Suizidalität auszeichnet. Aufgrund ihrer frühen Beziehungserfahrungen ist die größte Angst der Menschen mit einer BLPS, verlassen zu werden; daher pendeln sie häufig zwischen den Polen »große Sehnsucht nach Nähe« und »starkes Hassgefühl auf nahe Menschen« (Gneist 2003; Kreisman et al. 2012).

---

16 Bei der projektiven Identifizierung werden eigene Anteile von den Patient*innen projektiv abgewehrt, d. h. bei anderen wahrgenommen und dort identifiziert. Dieser Selbstschutzmechanismus wirkt so stark, dass die anderen Personen, das Gegenüber, auf das projiziert wurde, selbst dieses Verhalten in der Interaktion als Gegenübertragungsreaktion übernehmen.

Beispiel:
Iris, eine 30-jährige Patientin mit einer Borderline-Persönlichkeitsstörung, beschreibt sich in der Therapie: »Ich weiß nicht, wer ich bin. Keine Ahnung, ich fühl mich leer, also meistens. Aber es ist manchmal auch so, dass ich den inneren Druck nicht aushalten kann. Ich denke dann, ich platze gleich vor Spannung. Meine Stimmung kann auch von einem Moment auf den anderen wechseln. Mal bin ich cool, locker, kurz darauf wieder ganz anders, da bin ich todtraurig oder einfach nur leer. Ich weiß nicht, womit das zu tun hat. Es nervt mich halt nur, dass das immer so ist. Wenn es ganz schlimm wird, dann hilft nur Ritzen oder Schneiden. Dann ist es wieder gut. Am schlimmsten ist das, wenn ich wieder jemand kennenlerne. Die wollen immer gleich Sex und denken, dass das mit mir geht. Auf das habe ich aber keinen Bock mehr, denn dann sind die immer gleich weg danach. Und ich bin dann völlig durch, da will ich nur noch sterben. Und die sollen in der Hölle schmoren.«
Der Therapeut schlägt der Patientin vor, dass sie einmal ihre verschiedenen inneren Anteile, die sie gerade beschrieben hat, auf dem Tisch mit Figuren sichtbar macht. So kann sie eine nach der anderen einmal näher kennenlernen. Das könne ihr dabei helfen, dass sie besser versteht, wer sie alles ist. Der Therapeut hilft, die verschiedenen Rollen zu finden, während die Patientin die Figuren auswählt und jeweils einen kleinen Post-it-Zettel darunterlegt mit dem Namen der Rolle: »Ich habe gehört, dass Sie eine Rolle haben, die nicht weiß, wer sie ist (Figur 1). Dann eine, die sich leer fühlt (Figur 2). Wir sammeln erst mal, dann können Sie schauen, welche Rolle wo auf dem Tisch steht. Dann gibt es einen Anteil, der stark unter Spannung und Druck ist (Figur 3), einen, der sich ritzt und schneidet (Figur 4), einen, der cool und locker ist (Figur 5), einen genervten (Figur 6) und einen, der sich nicht gut abgrenzen kann (Figur 7). Zuletzt waren da noch ein verzweifelter Anteil (Figur 8), ein suizidaler (Figur 9) und zuletzt ein wütend-aggressiver (Figur 10).«
Die Patientin stellt dann die Figuren ihrer inneren Logik entsprechend zueinander auf (Szenenaufbau).

> Therapeut: »Können Sie jetzt bitte einmal mit einer Figur anfangen, Ihren Finger darauflegen und nur aus dieser Rolle sprechen? Sie können sich selbst beschreiben oder etwas zu einer der anderen Rollen sagen, z. B.: ›Ich bin die Genervte, mich nervt dann einfach alles und alle, und am meisten nerve ich mich selbst. Ich bin schon ganz lange bei der Iris, schon seit sie Kind war. Ich stehe hier neben der Ritzerin, da habe ich eine gute Verbündete.‹ Wollen Sie es einmal versuchen? Wenn es zu viel wird, können wir zwischendurch aufstehen und etwas vom Tisch weggehen.«

Menschen, die in zentralen Bereichen, wie bei der Selbstwahrnehmung, der Regulierung von Affekten und Impulsen nach innen und außen und bei der Bindung an innere Objekte Probleme haben, profitieren von der ersten Technik, dem Szenenaufbau, und der zweiten Technik, dem Doppeln. Der Therapeut hilft in dem Beispiel sowohl beim Szenenaufbau als auch einfühlend als Doppel, das sich in die verschiedenen Rollenanteile begibt. Durch das Doppeln wird den Patient*innen deutlich, dass es eine Person gibt, die Verständnis für ihr zum Teil chaotisches Innenleben hat, und die bereit ist, sich in die verschiedenen Gefühle, Gedanken, Impulse und Persönlichkeitsaspekte einzufühlen. Die Selbstwahrnehmung der verschiedenen inneren Anteile der Person wird durch dieses Wahrgenommen- und Eingefühltwerden verbessert. Im nächsten Schritt kann es der betreffenden Person dann durch einen eigenen Rollenwechsel in die verschiedenen Aspekte gelingen, sich näher kennenzulernen. Dies geschieht, wie im Beispiel beschrieben, durch Rollenwechsel in ihrem kulturellen Atom. Sie lernt, sich in ihre verschiedenen eigenen Anteile einzufühlen und diese akzeptierend wahrzunehmen. Das eigene Rollenrepertoire und damit die eigene Identität werden somit klarer. Durch den Rollenwechsel und auch das Spielen in und mit den eigenen Rollen (s. u.) wird die Regulation dieser verschiedenen Anteile verbessert, sie führen dann weniger ein Eigenleben, sondern können von den betroffenen Menschen selbst situationsadäquater eingesetzt und besser gesteuert werden.

Das Ziel beim störungsorientierten Rollenwechsel für Menschen, die unter einer emotional instabilen Persönlichkeitsstörung leiden, ist es vor allem, eine adäquate Selbstwahrnehmung aufzubauen (»Wer bin ich?«), die Regulierung eigener innerer Rollen und Anteile zu verbessern (»Wie kann ich angemessen reagieren?«), sowie die Kommunikation über das Innenleben zu fördern (»Wie kann ich mich angemessen mitteilen?«)

Rollenwechsel bei Menschen, die unter Suchterkrankung leiden

Wie auch die Menschen mit einer emotional instabilen Persönlichkeitsstruktur, haben suchtkranke Menschen in der Regel Schwierigkeiten mit ihrer Identität. Im süchtigen Ich-Modus erleben sie sich und andere ganz anders als in cleanem oder trockenem Zustand, in ihrem gesunden oder kompetenten Ich-Modus. Dies wurde im Kapitel 4.1 beim Thema Szenenaufbau schon ausführlich beschrieben. Der Rollenwechsel in die verschiedenen Zustände und ihre dazugehörigen Rollen ist ein hilfreiches Mittel, diese Identitätsdiffusion zunächst zu verstehen und dann auch schrittweise aufzuheben. Dies kann selbstverständlich nur dann gelingen, wenn die betreffende Person aufgrund ihres zugrundeliegenden Strukturniveaus dazu in der Lage ist, und sich nicht in einer akuten Suchtphase befindet.

Stuhlarbeit

Eine gute Übung für diese Art Rollenwechsel beschreibt Krüger (2015, S. 482):

»Lassen Sie [...] einmal in einer Übung einen Ihrer suchtkranken Patienten einen psychodramatischen Dialog mit einer Bezugsperson machen und repräsentieren Sie dabei [...] mit einem zweiten Stuhl sein ›süchtiges Denken‹ neben ihm. Sie werden merken: Die Gegenwart des zweiten Stuhls für das süchtige Ich verändert während des Spiels die Selbst- und Fremdwahrnehmung des Patienten.«

Allein die Anwesenheit einer zweiten inneren Position, die durch den Stuhl repräsentiert wird, hilft den Patient*innen, diesen Anteil nicht zu übersehen oder zu verleugnen. Noch wirksamer ist es, wenn die Patient*innen hier immer wieder einen tatsächlichen Rollen-

und damit auch Platzwechsel vornehmen, zum Beispiel zwischen den beiden Positionen: »Ich fühle mich viel wohler, wenn ich nichts trinke, ich habe angenehme Beziehungen mit meinem sozialen Umfeld, ich genieße es, Sport zu treiben etc.«, und auf der anderen Seite »Es ist manchmal wunderbar, die Problem einfach wegzutrinken, ich genieße den ersten Flow, dass ich frei drauflos sprechen kann, keine Rücksicht nehmen muss, dafür vermisse ich den Alkohol«. Soll der Rollenwechsel gut funktionieren, ist es wichtig, dass die Positionen (zunächst) nicht bewertet, sondern einfach nur wahrgenommen werden. »Das eine bin ich, und das andere bin ich auch.«

Ein konsequenter Einsatz dieses Vorgehens hilft bei der Erkenntnis der beiden Rollen und gleichzeitig bei der Regulation. Intensiviert wird dieses Explorieren, wenn die Patient*innen für die beiden Positionen jeweils einen Stuhl haben, und diesen je nach Rolle wechseln.

Eine weitere Möglichkeit, den Rollenwechsel für die Suchttherapie zu nutzen, ist der Suchtkompass nach Chesner (2019), bei dem die verschiedenen Funktionen des süchtigen Verhaltens (»Ich verspreche Dir …«, »Ich schütze Dich vor …«, »Ich koste Dich …«) integrierend zusammengeführt werden.

Suchtkompass

Der von Chesner beschriebene Suchtkompass (Chesner 2019, S. 70) besteht aus fünf Positionen; die ersten vier werden im Uhrzeigersinn abgearbeitet. Begonnen wird mit Position 1. Hier wird im Rollenwechsel vom Protagonisten in der ICH-Form beschrieben, was das Suchtmittel ist und was es verspricht. Das kann beispielsweise sein: »Ich bin der Alkohol und ich verspreche Dir, dass du keine Langeweile und Traurigkeit spüren musst.« Auf Position 2 erklärt der Protagonist, vor was das Suchtmittel schützt, »Ich schütze vor unangenehmen Gefühlen wie Scham und vor Gedanken, die den Selbstwert in Frage stellen.« Auf Position 3 erklärt das Suchtmittel schließlich, was die Kosten sind: »Ich koste Dich gute, verlässliche Freunde und einen Großteil Deines Einkommens.« Während die ersten drei Positionen alles Rollenwechsel mit dem Suchtmittel und dessen Logik sind und damit die Identifikation stärken, ist die 4. Position eine Position, die mit einem »weisen Selbst« oder einem »höheren Selbst« beschrieben werden kann. Die Position ist gegenüber der Sucht-verteidigenden Position und verkörpert einen gesunden, nicht-süchtigen Anteil, der von Chesner auch beschrieben wird als »Lass uns den Tatsachen einmal ins Auge sehen« (a. a. O. S. 72). Hier wird der Person erklärt, was das Ganze mit ihrer Lebensgeschichte und mit ihren Beziehungen zu tun hat. D. h., hier können Bindungsthemen, traumatische Erlebnisse und Brüche im Leben benannt werden.

Als letzter Schritt folgt der Schritt in die Mitte des Kompasses, auf Position 5. Hier kann alles, was außen im Kompass erlebt wurde, integriert und mentalisiert werden.

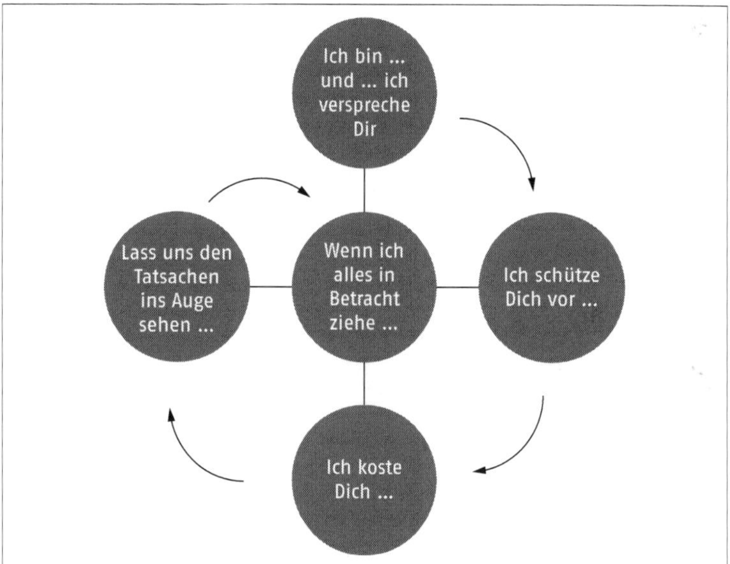

Abbildung 9: Der Suchtkompass nach Chesner (2019)

Rollenwechsel bei Menschen, die unter Angst leiden

Angst ist ein ubiquitäres Symptom. Sie kommt bei den unterschiedlichsten Krankheitsbildern und bei Menschen mit verschiedenen Stufen des Strukturniveaus, aber auch im gesunden Leben als Realangst, vor. Im Folgenden wird zunächst anhand der generalisierten Angststörung gezeigt, wie die monodramatische Arbeit mit dem Rollenwechsel im kulturellen Atom hilfreich zum Einsatz kommen kann. Danach wird eine Form eines direkten, konfrontativen Zugangs zur Angst beschrieben, der Angstdialog.

Angstexploration am Beispiel der Generalisierten Angststörung

Die generalisierte Angststörung (ICD 10 F41.1) ist nicht mehr nur auf eine spezifische Situation oder eine spezifische Person bezogen, sondern die Angst scheint frei zu flottieren. Sie taucht in unterschiedlichen Kontexten auf und kann sich durch verschiedenste körperliche Symptome wie Schlaflosigkeit, Kopfschmerz, Bauchbeschwerden, Konzentrationsstörungen, Herzrasen, Zittern, Schweißausbrüche, Schwindel etc. zeigen. Die Vielzahl der Symptome und deren unmittelbare Intensität verhindern in der Regel ein normales Alltagsleben.

Als monodramatische Arbeitsformen bieten sich die Auseinandersetzung mit den verschiedenen Erscheinungsformen der Angst sowie mit ihren Gegenspielern, den Ressourcen an.

Angst-Atom

Für das Erstellen eines Angst-Atoms eignet sich die Tischbühne am besten. Auf dem Tisch wird alles gesammelt, was für die Patient*innen zur Angst gehört. Dies können Symptome, Kontexte und auch Angstinhalte sein. Das wesentliche Ziel dieses Vorgehens ist es, dass die Angst in ihren Facetten identifiziert werden kann und damit etwas den Rahmen des Diffusen verlässt.

Eine Option für die Arbeit auf der Tischbühne ist die Beschriftung von kleinen Karten und das Erstellen eines zweidimensionalen Konfiguration (siehe Abb. 10), eine andere ist die Auswahl von Objekten für die jeweiligen Angstaspekte, die dann auf dem Tisch aufgestellt werden. Der Vorteil der Tischbühnenarbeit ist, dass das Thema Angst übersichtlich bleibt. Die Patient*innen können Abstand wahren, diesen bei Bedarf auch schnell vergrößern und sie werden dennoch in eine hilfreiche Mentalisierungsrolle gebracht (»Was gehört eigentlich alles zu meiner Angst?«).

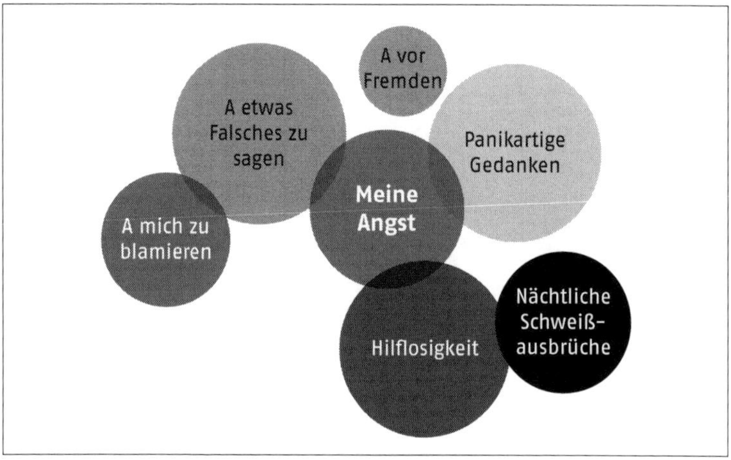

Abbildung 10: Mein Angst-Atom

Wenn die wesentlichen Bestandteile vorhanden sind, können sie der Reihe nach exploriert werden. Dazu kann der oder die Patient*in nacheinander die Rolle in die verschiedenen Anteile wechseln und sich in der Ersten Person vorstellen (»Ich bin die Angst, mich zu blamieren …, mich gibt es schon seit …, ich bin ein wichtiger Teil der Angst …«). Die Angst wird durch diese Rollenwechsel Ich-näher und ist damit besser regulierbar.

Ressourcen-Atom

Das Ressourcen-Atom als Gegenspieler des Angst-Atoms fokussiert auf diejenigen inneren Anteile der Patient*innen, die bei der Bewältigung von Angstsituationen helfen. Das Ressourcen-Atom kann entweder allgemein erstellt werden (»Was habe ich für Ressourcen in meinem Leben?«) oder direkt auf die Angst bezogen (»Was von meinen Ressourcen und Kompetenzen hilft mir bei meiner Angst weiter?«) In diesem Fall ist die Zimmerbühne besser geeignet als die Tischbühne, da die Ressourcen der Patient*innen ja so lebendig als möglich erlebt und gestärkt werden sollen. Nach der Anordnung der verschiedenen Ressourcen, repräsentiert z. B. mit Tüchern auf dem Boden oder mit Stühlen, wechselt der oder die Protagonist*in nacheinander in die verschiedenen Anteile und formuliert in der 1. Person möglichst prägnante Botschaften, die im Zusammenhang mit der Angst stehen (»Ich bin die körperliche Fitness und ich helfe … gegen seine Angst, krank zu werden«).

Begegnung mit der Angst

Als eine erste konfrontative Annäherung an das Thema Angst, z. B. bei einer Agoraphobie[17] (ICD 10 F40), eignet sich der von Grimmer (2007) beschriebene *Dialog mit der Angst.* Dazu werden beim monodramatischen Arbeiten zwei Stühle gegenüber aufgestellt. Auf dem einen sitzt der oder die Patient*in, auf den anderen wird die Angst platziert. In diesem Setting beginnt der Dialog, der dazu dient, die innere Angst näher kennenzulernen. Dadurch, dass die Angst zunächst außerhalb des eigenen Körpers vorgestellt wird, bekommt sie einen Platz zugewiesen und kann, so betrachtet, näher oder weiter weg positioniert und auch angesprochen und befragt werden.

Beispiel:

Franziska, eine 44-jährige Patientin, setzt ihre diffuse Angst, die sie vor allem am Wochenende sehr stark körperlich spürt, sich gegenüber auf einen kleinen Stuhl. Sie sagt zum Therapeuten: »Ich kann sie kaum anschauen, kann ich sie weiter wegrutschen?« Therapeut: »Dies ist eine Kennenlern-Situation, die Sie nicht nach Ihrem Alltagsempfinden, sondern frei nach Ihren Wünschen herstellen können. Wo muss die Angst sein, damit Sie mit ihr in Kontakt treten können?« Franziska nimmt den Stuhl und stellt ihn zwei Meter weiter weg etwas abgewandt auf. Sie spricht die Angst nun an: »Da sitzt du jetzt, das ist besser. Ich kann dich jetzt anschauen und wieder wegschauen. Es fühlt sich gut an, wenn du so weit weg bist, nicht in mir drin!«

Der Therapeut bittet sie dann, etwas über die Angst zu sagen, wie lange sie denn schon da sei, und wie sie sich vor allem zeige. Als

17 Unter Agoraphobie werden heute Ängste zusammengefasst, die im Rahmen von größeren Menschenmengen, größeren Plätzen, weiten Reisen oder beim Thema allein Reisen auftreten. Sie kommen mit und ohne Panikstörungen vor.

dies der Patientin flüssig gelingt, schlägt der Therapeut vor, dass sie einmal in die Rolle der Angst wechselt: »Können Sie bitte nun einmal dies aus der Rolle der Angst sagen. Sie wechseln dazu auf den Stuhl der Angst und sprechen aus der 1. Person heraus ›Ich bin deine Angst, ich bin schon viele Jahre bei dir …, ich mache mich durch … bemerkbar, … ich komme immer dann, wenn …«.

In diesem Angstdialog zwischen Patient*in und Angstsymptom kann mithilfe des Rollenwechsels viel von der Angst und ihrer Dynamik erkannt und exploriert werden. Das Erleben der Angst im Als-ob-Modus der aufgestellten Szene aus der eigenen Rolle heraus bildet den Auftakt nach dem Szenenaufbau (»Wo bin ich und wo ist meine Angst?«) Danach erfolgt der Rollenwechsel. Durch ihn entsteht im eigenen emotionalen Erleben die Identifikation mit der vorher abgelehnten Angstrolle (»Ich bin die Angst …, ich mache dir Angst …, ich gehöre zu dir …«). Wie in einem echten Dialog zwischen zwei Personen wird dann hin und her gewechselt und dabei immer auf den jeweils anderen reagiert werden.

Beispiel Fortsetzung:
Franziska ist in ihrer eigenen Rolle und wird plötzlich sehr emotional: »Hau ab, ich kann dich nicht ausstehen, du machst mir das Leben zur Hölle, ich hasse meine Wochenenden wegen dir! Warum bist du überhaupt da? Ich brauche dich nicht!« Aus der Rolle der Angst: »Du willst mich loswerden? Je mehr du das willst, desto stabiler bleibe ich hier bei dir! … Das ist ja mal eine gute Frage, warum ich da bin! Ich bin ja schließlich nicht umsonst hier, das hat Gründe …«.

Die aufeinanderfolgenden Rollenwechsel stoßen eine innere Dynamik an und machen dann ihre verschiedenen Affekte deutlich. Dadurch entstehen Handlungsimpulse und eine Auseinandersetzungskultur, die sich von der Angst-typischen Vermeidungskultur unterscheiden. Genetische Fragen, wie im Beispiel, können sich auftun:

»Warum ist die Angst da?« oder »Was hat sie für Ursachen und/oder Funktionen in meinem Leben?«

In einem späteren Kapitel (4.7) werden weitere Angsterkrankungen, die soziale Phobie und isolierten Phobien sowie Panikattacken im Zusammenhang mit der Psychodramatechnik Szenenwechsel besprochen.

Das Spielen in Rollen

Das *Spielen* in Rollen ist keine eigentliche Psychodrama*technik*, aber es kann auch störungsorientiert im Monodrama eingesetzt werden (Stadler und Spörrle 2008). Das Spielen bringt den Aspekt des zeitlichen Verlaufs hinein und betont noch mehr den *Als-ob-Modus*. Es verflüssigt innere Blockaden und Erstarrungen, indem die Realebene zugunsten der Als-Ob-Ebene verlassen wird.

Spielen können und sich dessen bewusst zu sein, dass es sich um ein Spiel handelt (reflektierte Form), beginnt entwicklungspsychologisch etwa im vierten Lebensjahr (Fonagy und Target 2006). Das Kind kann dann im Gegensatz zum Säugling und Kleinkind im *Als-ob-Modus* sein, nicht mehr im *Äquivalenzmodus*[18]. Die dann erst mögliche Integration des Äquivalenz- und des Als-ob-Modus ermöglicht ein Nachdenken über das eigene Selbst und in Folge auch ein Nachdenken über das Innenleben der anderen. »Das psychodramatische Spielen fördert über den Regelkreis zwischen dem Spielprozess auf der äußeren Bühne und dem inneren Mentalisieren die Spontaneität und die Kreativität in der psychischen Selbstorganisation des Menschen und damit die Fähigkeit, auf eine neue Situation *angemessen* und auf eine alte Situation *neu* zu reagieren« (Krüger 2015, S. 44 f.). Das Spielen verbindet also das experimentelle Handeln mit dem Nachdenken über sich selbst und das eigene Tun. Wenn dieses Zusammenspiel gut gelingt, können Menschen situationsadäquat auf andere Menschen und Situationen reagieren.

18 Der Äquivalenzmodus besagt, dass das Kind die innere und die äußere Welt gleichsetzt. Eigene Gedanken werden als (äußere) Realität, nicht als eigene Perspektive wahrgenommen.

Der Puppe eine Seele geben – das monodramatische Stegreifspiel

Eine einfache Übung, um in das Thema Spielen einzusteigen, ist das Spiel mit einer Figur oder eine Handpuppe (Abb. 11). Der Körper der Handpuppen ist aus Stoff und passt sich der eigenen Hand sehr gut an; es entsteht dadurch ein ich-nahes Erleben. Dennoch bleibt etwas Distanz gewahrt, da nicht der ganze Körper der Protagonist*innen involviert ist. Diese Erlebensdistanz ist größer, wenn nur eine kleine Figur gewählt wird.

Die Handpuppen bringen schon einen Ausdruck mit, was den Einstieg ins Spiel erleichtert. Die Instruktion der Therapeut*innen ist schlicht: »Wählen Sie sich eine Handpuppe aus und erzählen Sie eine Geschichte aus dem Leben dieser Puppe. Sie können frei erfinden, was Sie erzählen möchten, es gibt kein Richtig oder Falsch. Zwei Dinge sind dabei wichtig: Sprechen Sie in der Ersten Person aus der Rolle der Puppe (»Ich bin der Sepp …«) und versuchen Sie eine kleine Geschichte mit einem guten Ende zu erfinden. Wenn Sie ins Stocken kommen sollten, macht es nichts, ich helfe Ihnen dann weiter, indem ich die Puppe ansprechen werde.«

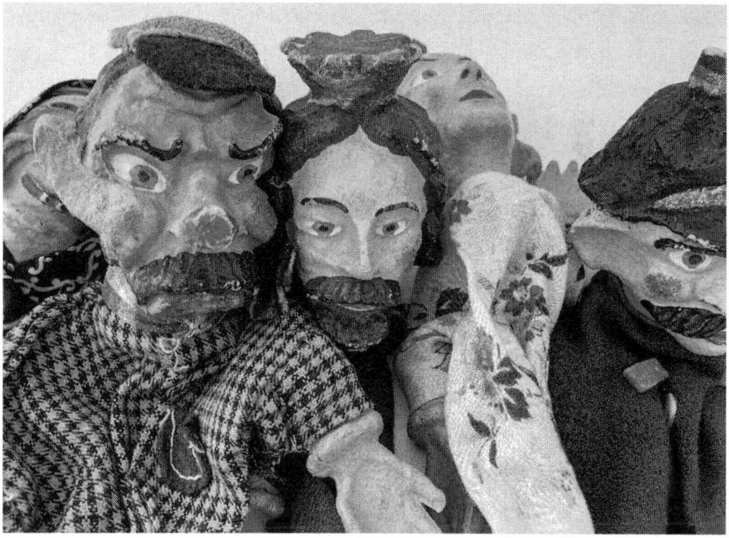

Abbildung 11: Handpuppen © YoPho https://stock.adobe.com/de/images/kasperlepuppen-theater-gruppenportrait-figuren/214359827

Rollenspiel bei Menschen in schweren Krisen und Belastungen – Bewegung auf der Timeline

Das Thema Krisenintervention und die Reaktivierung einer gelungenen Selbststeuerung sind zentral bei vielen psychischen Herausforderungen und Schwierigkeiten. Nimmt man die Krise zunächst nur für sich, also ohne dass von einer zugrundeliegenden schwereren psychischen Erkrankung auszugehen ist, versteht man unter Krise eine zeitlich umschriebene Situation, die eine Person aus verschiedenen Gründen aktuell nicht bewältigen kann. Es entsteht eine innere Blockade, die handlungsunfähig macht, das eigene Erleben und die Stimmung beeinträchtigt und ein Gefühl von Hilf- und Aussichtslosigkeit vermittelt. Die normalerweise funktionierende Selbststeuerung eigener Gefühle, Gedanken und Handlungsimpulse scheint außer Kraft gesetzt. Die Regulation der eigenen Person mit ihren verschiedenen Facetten reicht nicht mehr aus, um mit den aktuell anstehenden Herausforderungen angemessen umzugehen.

Das Krisenerleben zeichnet sich durch die Blockade und durch einen Sog der Hilflosigkeit aus. Die Zeitperspektive geht verloren, es scheint keine positive Zukunft denkbar zu sein. Die meist gut gemeinte Aufforderung, die Patient*innen mögen doch in dieser Lage zeitlich nach vorne, in die Zukunft hinein zu denken, scheitert. In der monodramatischen Arbeit auf der Tischbühne kann daher mit den Patient*innen zunächst einmal eine Seelenlandschaft (siehe Szenenaufbau) aufgestellt werden. Hier kann alles dargestellt werden, was aktuell ist, wer beteiligt ist und wie es gerade ist. Hinzugefügt wird bei dem störungsorientierten Vorgehen etwas, das die Zeitachse symbolisiert, das kann ein bunter Wollfaden oder eine Schnur sein. Auf dieser Schnur werden zwei Punkte markiert, die die Gesamtstrecke in etwa drei gleiche Teile unterteilt, in die *Zeit vor der Krise*, die *Krisenzeit*, und die *Zeit nach der Krise*. Der Zeitpunkt des Übergangs von vor der Krise in die Krise hinein kann zeitlich konkreter bestimmt werden. (»Wann war das denn etwa, als Sie zum ersten Mal diese Gefühle von Krise und Hilflosigkeit erlebt haben?«) Der Veränderungszeitpunkt aus der Krise heraus muss zunächst vage bleiben; er liegt irgendwo in der Zukunft.

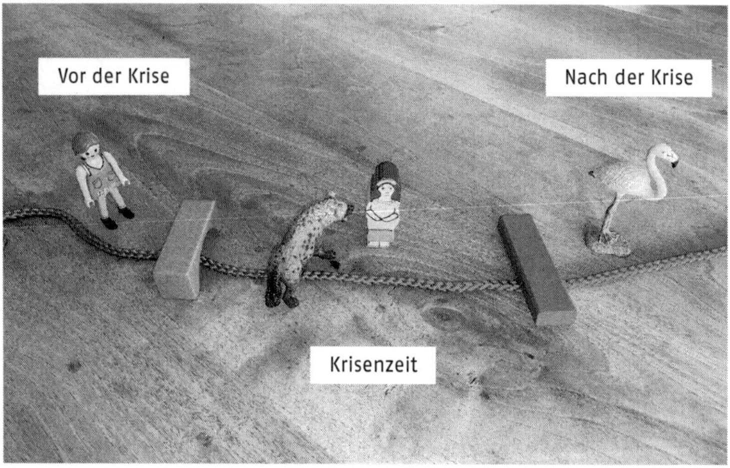

Abbildung 12: Prozessarbeit in der Krise
Zeitlinie mit zwei Grenzen aus der Vergangenheit (links) kommend mit einem Ressourcen-Ich, die Figur für die Patient*in in der Mitte mit dem bedrohten Gefühl (Tierfigur), und dem Zukunfts-Ich (Tierfigur rechts)

Als nächstes wählen die Patient*innen einen Gegenstand für sich selbst und setzen ihn in die Krisenzeit (siehe Abb. 12)

Die Aufgabe der Therapeut*innen besteht nun darin, die Patient*innen zum Spielen zu bewegen. Die eigene Figur der Patient*in, in der Abb. 12 die Holzfigur in der Mitte, bewegt sich auf der Zeitachse vor und zurück, je nachdem, worüber gerade gesprochen wird. Die Positionen werden so einerseits verflüssigt, andererseits in ihrer Logik verständlich gemacht. Wann fing es an, was kam zuerst, was kam danach …? Dabei geht es nicht darum, verhaltensorientiert Symptome und Verhalten »wegzumachen«, also händeringend nach Lösungen zu suchen, sondern mehr darum, die Prozesslogik zu verstehen. Auf der Zeitachse werden die Bewegungen mit der eigenen Figur nachvollzogen, von der Vergangenheit in die Gegenwart und – wenn möglich – in die Zukunft. Sollte der Schritt in die Zukunft (noch) nicht gelingen, wird die Bewegung zwischen Vergangenheit und Gegenwart öfters wiederholt. Dabei werden Gefühle, Gedanken und Handlungsimpluse exploriert. Eine hilfreiche therapeutische Haltung ist dabei die Annahme, dass die Seele nichts

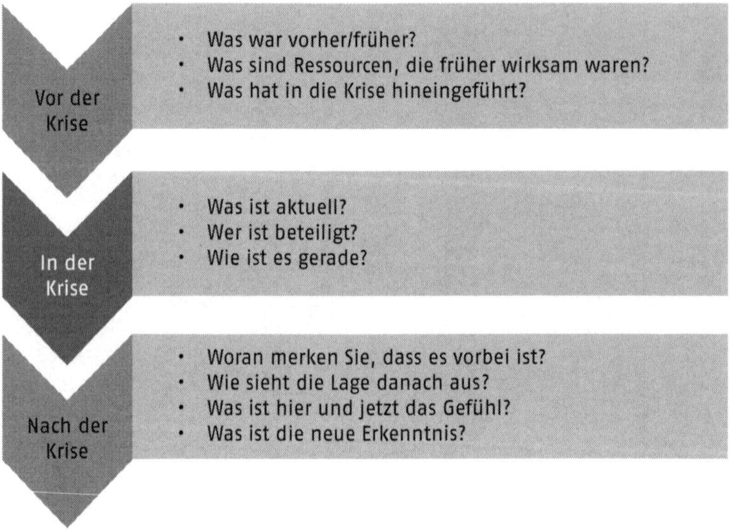

Abbildung 13: Prozessdiagramm Rollenspiel in der Krise

umsonst macht. Auch eine systemische Fragehaltung wie etwa »Warum ist es die beste Lösung für Sie, das so zu tun, wie Sie es tun …?«, kann dabei von Nutzen sein, denn er stärkt das Ich mit seinen Regulationskräften. Die Patient*innen kommen dabei auf dem Regiestuhl ihres Lebens zu sitzen und erklären während der Vorwärts-/Rückwärtsbewegungen auf der Zeitachse ihren inneren und äußeren Prozess (siehe Abb. 13).

Rollenspiel bei Menschen, die unter Wiederholungskonflikten leiden – Reaktivierung der Selbststeuerung

Anders als in der Krise, die ein einmaliges, punktuelles Ereignis darstellt, handelt es sich bei Wiederholungskonflikten um zeitlich überdauernde oder sich häufig wiederholende Muster.

Wiederholungskonflikte sind subjektiv unangenehm erlebte Verhaltens- und Erlebensweisen, die sich immer wieder aufs Neue im Leben einstellen. Typischerweise ist dies mit einem genervten Gefühl von »schon wieder!« verbunden, und die betroffenen Personen haben das dringende Bedürfnis, das Erleben oder Verhalten loszuwerden. Das genervte Gefühl bezieht sich dabei auf sich selbst und auf die anderen.

Beispiel Günther:
Der 43-jährige Patient ist Assistenz-Professor an einer Hochschule für Naturwissenschaften. Er hat einen hohen Veröffentlichungsdruck von Seiten der Hochschule.
Seine Arbeit bereitet ihm Freude, er ist gern in Kontakt mit den Studierenden, und auch der Forschungsteil seiner Arbeit erfüllt ihn. Nur die dazugehörigen Veröffentlichungen, die regelmäßig und in größerer Zahl anstehen, bringen ihn in eine unangenehme Lage. Er hat viele Ideen, die er gleichzeitig verfolgt, und geht davon aus, dass er genug Zeit hat, das bereits Durchdachte rechtzeitig zu Papier zu bringen. Früher oder später endet diese Gelassenheit aber in der Erkenntnis, dass das Paper oder der Artikel am übernächsten Tag fertig sein muss. Er arbeitet dann zwei schreckliche Nächte durch, macht sich Vorwürfe, dass der Beitrag nicht seinen Anforderungen entsprechen wird, hat Schweißausbrüche und Kopfschmerzen und last not least Konflikte mit seiner Partnerin. Er schafft es aber dennoch, den Beitrag rechtzeitig abzugeben und nimmt sich ganz fest vor, dass er es das nächste Mal auf jeden Fall anders machen wird, nämlich dass er sich genug Schreibzeit einplant. Dies gelingt beim nächsten Mal aber wieder nicht, und auch nicht beim übernächsten Mal.

Liegen solche sich wiederholenden Blockaden vor, die sich trotz besseren Wissens einstellen, kann die Protagonist*innenarbeit mit dem Selbststeuerungskreis hilfreich sein (Stadler et al. 2019, S. 172). Der Selbststeuerungskreis dient der Bearbeitung von Rückfällen und von Wiederholungen alter, dysfunktionaler Muster. Er deckt diese auf und entlarvt damit die eigene Beteiligung am Prozess. Es geht also nicht um die unmittelbare Konfliktlösung, wie komme ich da heraus, sondern darum, Verständnis für die eigene innere Steuerung zu gewinnen.

Bei dieser Arbeitsform wird das innere subjektive Modell der

Patient*innen übernommen: Es dreht sich alles im Kreis und es gibt keinen Fortschritt. Nachdem sich im realen Leben kein Leben tatsächlich 1:1 wiederholt, also einem Kreisprozess unterliegt, sondern eher einer Spiralbewegung, ist der Kreis eine Zumutung. Er reizt zum Widerspruch, zum Widerstand und weckt damit die eigenen Fliehkräfte, diesem immer gleichen Kreislauf zu entkommen.

Wie sind die Schritte zum Vorgehen mit dem Selbststeuerungskreis?

Zunächst wird auf einem DIN-A4 oder A3-Blatt eine Kreislinie gezeichnet, und den Patient*innen wird die Logik der Kreispositionen erklärt. Dabei handelt es sich nicht um einen Kreis wie eine Uhr oder ein Kalender, sondern um einen Kreis, der den Wiederholungsprozess abbildet. Es gibt zwei prägnante Punkte, den des Wohlbefindens (»Hier geht es mir gut«) und den der negativ bewerteten Wiederholung (»ich fühle mich schlecht, weil ich schon wieder …«). Dazwischen liegen die Schritte, die hineinführen in die negative

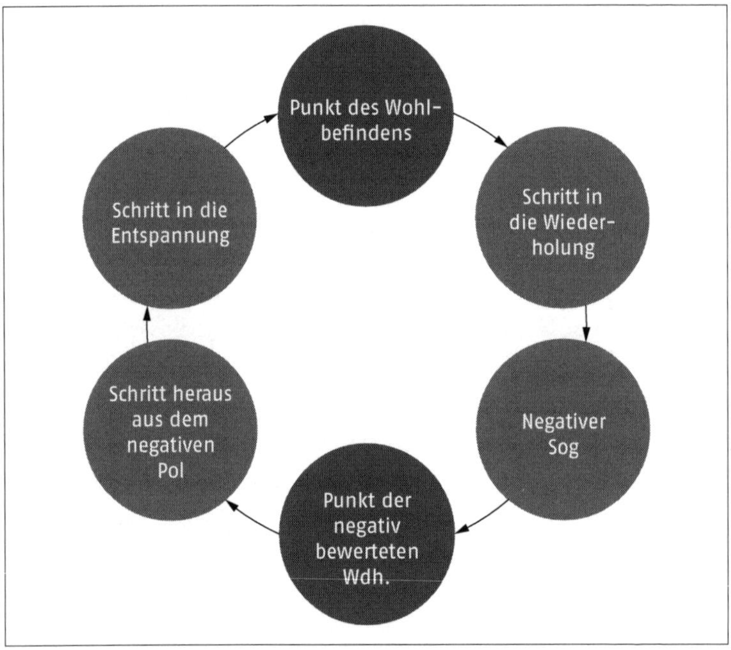

Abbildung 14: Selbststeuerungskreis

Wiederholung, und Schritte, die zum Wohlbefinden hinführen (Abb. 14). Die beiden Extrempole werden auf der Kreislinie markiert.

Auf dieser Kreislinie, dem »Kreis der Wiederholungen«, werden nun im Uhrzeigersinn in einem 3-er-Schritt von dem oder der Patient*in folgende Fragen beantwortet und an die entsprechende Kreisposition geschrieben (Abb. 15):

- Was fühlst du?
- Was denkst du?
- Was tust du?

Wichtig ist, dass der gesamte Kreis gefüllt wird, also nicht nur die Seite, wie sich die Patient*innen immer wieder aufs Neue in die missliche Lage hineinbegeben, sondern auch, wie sie es gestalten, dass sie zum Wohlfühlpol kommen, und auch, wie sie den wieder verlassen. Die Fragen werden dazu so konkret als möglich beantwortet (»Ich fühle mich entspannt«, »Ich denke, ich habe noch total viel Zeit«, »Ich verfolge noch ein anderes Projekt«).

Die Arbeit mit dem Selbststeuerungskreis kann auf dem Papier erfolgen, aber es können dazu auch Symbole und Objekte in Kreisform aufgestellt werden, die mit kleinen Post-its beschriftet werden.

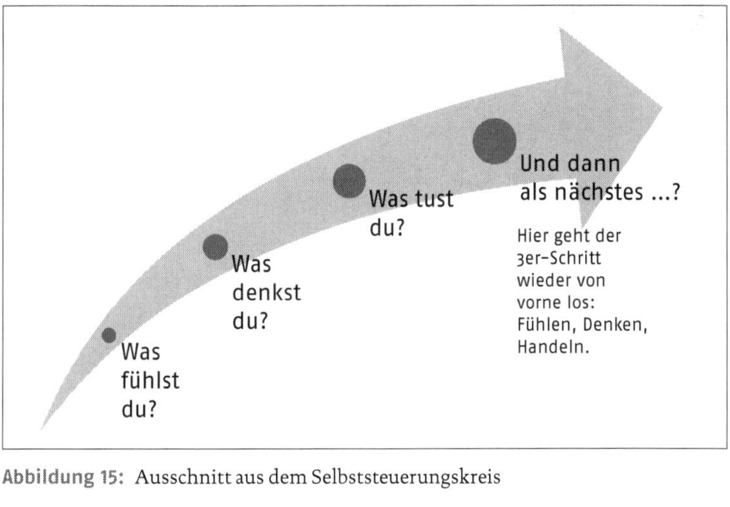

Abbildung 15: Ausschnitt aus dem Selbststeuerungskreis

Meist reicht die Zeit einer Therapiestunde nicht, um alle Kreispositionen mit den jeweiligen drei Schritten zu beschriften, aber die Patient*innen können ihre Blätter mit nach Hause nehmen und die fehlenden Positionen ergänzen. Manchmal brauchen die Patient*innen zu Beginn Unterstützung, um zu unterscheiden, was ein Gedanke, ein Gefühl oder eine Handlung ist. Die Arbeit am Selbststeuerungskreis kann intuitiv an den Stellen erfolgen, die gerade in den inneren Fokus der Patient*innen kommen, die Positionen müssen nicht im Uhrzeigersinn abgearbeitet werden.

Rollenspiel bei Menschen, die unter Zwangsstörungen leiden – Hauptsache Spielen

Menschen, die unter Zwangsstörungen (ICD 10 F 42) leiden, ›müssen‹ wider besseres Wissen Dinge wiederholen, die scheinbar sinnlos sind. Dies können Gedanken oder Handlungen sein.

Zwangsgedanken können z. B. sein:

- Zwangsideen und -befürchtungen (z. B. die Idee, immer das Gegenteil mitdenken zu müssen, oder die Sorge, dass die Herdplatte noch an sein könnte)
- Grübelzwang (Fragestellungen werden immer wieder durchdacht ohne einen Fortschritt)
- Zweifel (z. B. sich nicht angemessen ausgedrückt zu haben)
- Zählzwang (bestimmte Dinge müssen werden gezählt werden, z. B. Fliesen an der Wand, Stifte in der Schublade).

Die Hauptthemen, um die Zwangsgedanken kreisen sind: Schmutz, Aggression, Ordnung, Religion und Sexualität.

Zwangshandlungen sind z. B. der Kontrollzwang (z. B. überprüfen ob die Tür zugeschlosen ist, das Licht aus ist etc.), der Waschzwang (z. B. überwertige Reinigung von Händen) oder der Ordnungszwang (z. B. sortieren von Stiften nach Größe, Farbe).

Das Verhalten ist für die Betroffenen quälend, sie erkennen auch die Sinnlosigkeit, möchten es ändern, aber es gelingt nicht. Meist braucht es neben einer psychotherapeutischen Behandlung in Abhängigkeit von der Schwere der Erkrankung auch die Einnahme von Psychopharmaka.

Monodramatisch kann den Patient*innen durch die Anleitung und Anregung zum Spielen geholfen werden. Der Zwang, also der innere Drang, immer wieder dasselbe tun zu müssen, wird nicht hinterfragt. Krüger (2015, S. 303 ff.) beschreibt in Anlehnung an Straub das Handpuppenspiel mit mehreren Puppen im Stegreifmodus als besonders hilfreich.

Die Patient*innen werden gebeten, auf einer Tischbühne mit drei Handpuppen eine Geschichte für Kinder zu spielen. Der Trick mit den Kindern hilft den Patient*innen, Geschichten mit einem positiven Ausgang, einem Happy End zu spielen, und nicht ihre inneren Zwangsgeschichten ohne ein (gutes) Ende zu wiederholen. Wenn mit mehreren Puppen gespielt wird, muss immer einmal wieder die Perspektive gewechselt werden, was eine zusätzliche Flexibilisierung mit sich bringt. Eine Figur wird beiseitegelegt, während eine andere bespielt wird.

Das Spielen mit Handpuppen hat eine ich-stärkende Funktion, und es erlaubt den Patient*innen, eine Handlung zu Ende zu bringen. Dies ist bei den Zwangsgedanken und Handlungen ja gerade nicht der Fall, da immer nur endlos wiederholt wird. Das Stegreifmoment, also das Spielen ohne eine vorher festgelegte Handlung, hilft den Patient*innen zusätzlich, ein gewisses Ausmaß an Kontrollverlust tolerieren zu lernen. Sie wissen zu Beginn nicht, wie die Geschichte ausgehen wird, nur dass sie gut ausgehen wird.

Bei sehr schwer gestörten Patient*innen sind die Spiele oft kurz. Das macht nichts aus, jede Spielhandlung wird positiv von den Therapeut*innen bewertet. Das weitere Ziel der therapeutischen Begleitung ist die Unterstützung der Patient*innen dabei, ihre gespielte Geschichte weiter auszudifferenzieren, Begegnungsmöglichkeiten zwischen den beteiligten Figuren (Handpuppen) zu schaffen, eventuell auch Spannungsbögen hineinzubringen und die Geschichte weiterzuentwickeln. Das entscheidende Moment ist das *Spielen*, nicht das Verstehen. Daher ist es auch nicht hilfreich oder sogar schädlich, wenn bei Menschen mit Zwangsstörungen Deutungen zu ihrer Geschichte gegeben werden. Diese reflexiven Prozesse blockieren das Spiel und schwächen das Ich der Patient*innen. Deutungen können die Zwänge unter Umständen verstärken. Auch wenn eine Puppe nicht oder nur sehr wenig bespielt wird, wird dies nicht von Therapeut*innenseite gedeutet, sondern im kurzzeitigen Mitspielen aufgegriffen: »Du (die liegengelassene Puppe) liegst hier so an der Seite. Ist alles in Ordnung mit dir? Möchtest du den anderen etwas sagen?«

Zusammenfassung störungsorientierten Vorgehens mit dem monodramatischen Rollenwechsel und Rollenspiel

Der Rollenwechsel im kulturellen Atom sowie das Spielen in Rollen sind für Personen mit einem gering integrierten Strukturniveau (OPD-2) hilfreich, da es ihnen dabei hilft, sich und ihr Innenleben besser zu verstehen, und mit ihren Selbstheilungs- und Selbstregulationskräften in Kontakt zu kommen. Sie werden durch den Rollenwechsel im kulturellen Atom dazu angeleitet, ihr Innenleben auszudifferenzieren und sich in den verschiedenen Facetten ihrer eigenen Person besser zu kennen und zu steuern. Auch die inneren Widersprüche und Ambivalenzen werden sichtbar und steuerbar gemacht.

Durch die Bewegung auf der Timeline und das Spielen in Rollen wird eine innere Flexibilisierung angeregt, die dabei hilft, Blockaden zu überwinden und etwas Neues auszuprobieren.

Störungsorientiert abgewandelt ist der Rollenwechsel im kulturellen Atom, und das Rollenspiel zusammenfassend bei folgenden psychischen Störungen oder Erkrankungen hilfreich:

Emotional instabile Persönlichkeitsstörung
▪ Ich bin viele
Suchterkrankungen
▪ Stühlearbeit bei Ambivalenzen ▪ Suchtkompass

Angst
■ Angstdialog ■ Angst- und Ressourcenatom
Schwere Krisen und Belastungen
■ Der Weg in die Krise, in der Krise und aus der Krise ■ An früheren Ressourcen andocken
Wiederholungskonflikte
■ Selbststeuerungskreis
Zwangsstörungen
■ Stegreifspiel ■ Handpuppenspiel mit einer oder mehreren Figuren

4.4 Spiegeln – ICH und die anderen von außen betrachtet

Wozu dient Spiegeln?

Das psychodramatische Spiegeln ist angesiedelt zwischen dem Rollenwechsel im kulturellen Atom und dem Rollenwechsel im sozialen Atom. Die Protagonist*innen begeben sich dadurch in die Spiegelposition, dass sie ihre eigene Rolle innerhalb der Szene verlassen und in eine Rolle außerhalb der Szene wechseln, in eine Beobachterposition zu sich selbst (siehe Abb. 16).

Das Ziel der Spiegelposition ist die »Konfrontation mit Rollenanteilen, die den ProtagonistInnen nicht zugänglich sind, Distanzierung von belastenden Szenen, Gewahrwerden von Beziehungsgeflechten« (Kern 2015, S. 240).

Eine Indikation zum Spiegeln besteht bei Situationen, wenn eine Person:

- sich selbst nicht so gut kennt, viele oder relevante ›blinde Flecke‹ hat
- strukturelle Defizite hat, die zu projektiven oder introjektiven Selbstschutzmechanismen führen

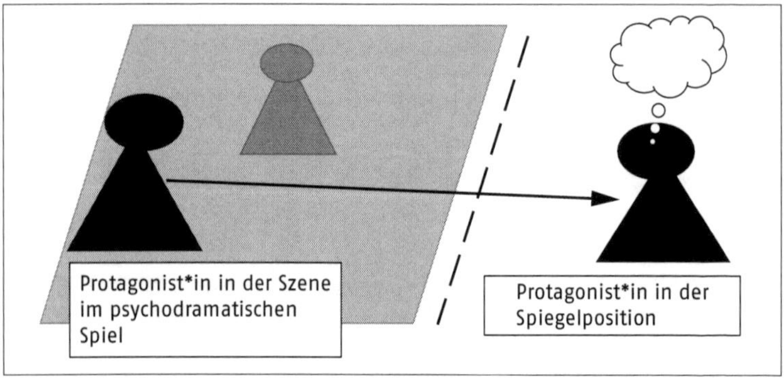

Abbildung 16: Spiegelposition
Links befindet sich der Protagonist auf der Spielbühne mit einer anderen Person. Rechts von der gestrichelten Trennlinie ist der Protagonist in der Spiegelposition, betrachtet sich von außen und macht sich Gedanken über das, was er sieht.

- gelähmt ist durch einen inneren Konflikt, von dem sie sich nicht distanzieren kann
- etwas Abstand braucht zum eigenen, überwältigenden emotionalen Erleben
- eine Aufstellungsarbeit zu einem eigenen Thema machen möchte.

Das Gespiegeltwerden kann für die betroffene Person damit zwei Funktionen haben, eine Konfrontation oder eine Integration (Schaller 2001).

Die Effekte, die beim Spiegeln entstehen, sind nach Schacht (2015, S. 197 f.): »*Beim Spiegeln wird a) eine konkret sichtbare Szene geschaffen. Dies erleichtert allgemein die Reflexion über diese Szene und befreit zudem b) von Zeitdruck bzw. entlastet c) dank räumlicher Distanz. Dabei kann der Fokus der Reflektion u.a. auf d) die eigene Person gerichtet werden.*

a) Können ProtagonistInnen die Szene, in der sie sich befinden, von außen betrachten, schont dies ihre kognitiven Ressourcen, z.B. die Kapazität ihres Arbeitsgedächtnisses. In der Literatur zur embodied cognition ist davon die Rede, kognitive Arbeit auf die Umwelt abzuladen […]. Was ich draußen sehen kann, muss ich nicht im Kopf haben. Diese grundlegende Eigenschaft des Denkens wird beim Spiegeln gezielt genutzt. Wenn ich dagegen im Gespräch ein Feedback erhalte und Selbsterkenntnis daraus ziehen will, muss ich das Gesagte innerlich präsent halten, während ich über mich nachdenke. Dies fordert deutlich mehr kognitive Ressourcen.

b) Die Bühnenszene kann ohne den im Handeln üblicherweise stets vorhandenen Zeitdruck […] betrachtet und bedacht werden. Einzelne Sequenzen lassen sich bei Bedarf wiederholen oder anhalten. Auch dies erleichtert Erkenntnisse über die eigene Person. Wenn ich dagegen auf ein Feedback reagiere, entsteht durch die Dynamik des Gesprächs der genannte Zeitdruck.

c) Auch die räumliche Distanz wirkt entlastend – insbesondere emotional […]. Sie bietet zudem einen verbesserten Überblick; in einem durch den Abstand »überschaubaren« Blickfeld kann ich auf eine Fülle von Informationen zugreifen.«

Fast alle Punkte, die oben bei der Indikation zum Spiegeln genannt sind, betreffen das Mentalisieren. Verkürzt könnte man sagen: Spiegeln fördert das Mentalisieren. »Mentalisierung meint die Fähigkeit, Gedanken, Gefühle, Absichten – also die innere psychische Welt – bei sich und anderen wahrzunehmen und zu differenzieren. Wir mentalisieren explizit, wenn wir uns bewusstwerden und in Worte fassen, was in uns selbst oder in einem anderen Menschen vorgeht. […] Genau mentalisieren heißt, die anderen so zu sehen, wie sie sind und ebenso sich selbst so zu sehen, wie man ist.« (Kirsch et al. 2016,

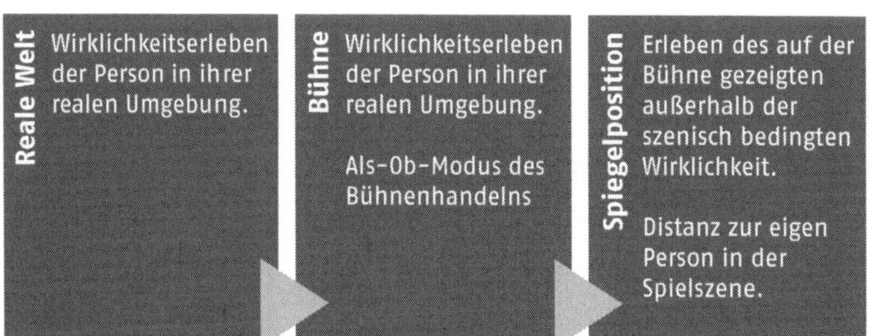

Abbildung 17: Ebenen der Wirklichkeit

S. 22 f.). Aus der Spiegelposition sehen die Protagonist*innen sich selbst und sich selbst in ihren sozialen Bezügen (»Das bin ich zusammen mit meiner Frau«, »Das bin ich zusammen mit meinen Mitarbeitern«). Die Distanz zur unmittelbaren eigenen Position in einer Szene verstärkt den Effekt des Als-ob, den die Arbeit auf der psychodramatischen Bühne ohnehin schon mit sich bringt (siehe Abb. 17).

Wie funktioniert Spiegeln monodramatisch?

Für das Spiegeln im Monodrama stellt sich der oder die Therapeut*in als Stellvertreter*in in der Szene zur Verfügung, während der oder die Protagonist*in sich in der Spiegelposition, also außerhalb der Szene befindet.

Für die Dauer der Stellvertretung ist damit die Therapeut*innenrolle vakant. Beim Spielen der Stellvertreter*innenrolle wird das gespiegelt, was die Protagonist*innen zuvor selbst in ihren Rollen getan und gesagt haben, d. h. es wird wiederholt. Zusätzlich werden bei der Spiegelung besonders die Affekte *markiert* wiedergegeben. Die Markierung macht den Affekt etwas deutlicher und damit für die Protagonist*innen sichtbarer. Dieser Zusatzeffekt hilft ihnen bei ihrer Affektregulierung. Auch beim monodramatischen Spiegeln bedarf es dieser Markierung, damit es nicht nur ein kalter, realistischer Spiegel ist, sondern damit der innere Gehalt erlebbar wird. Dies ist der im Spiegeln enthaltene Doppel-Aspekt: Die Therapeut*innen fühlen sich empathisch in die Rolle der Protagonist*innen ein und verbalisieren deren Wahrnehmung stellvertretend.

Für die Dauer, in der die Therapeut*innen in der Stellvertreterrolle für die Protagonist*innen sind, müssen sich letztere einen kurzen Moment des-identifizieren, um sich von außen betrachten zu können. Dies ist der Übergang zum Perspektivenwechsel, der im nächsten Abschnitt *Rollenspiel in der Rolle eines anderen* (4.5) beschrieben wird. Danach wechseln die Therapeut*innen wieder in die Leitungsrolle.

Spiegeln zur Entdeckung ›blinder Flecke‹

Das Spiegeln im Monodrama hat neben den störungsspezifischen Aspekten, auf die unten eingegangen wird, zwei grundsätzliche, positive Seiten, was die Wahrnehmung angeht. Zunächst erhält die gespiegelte Person einen leicht distanzierten Blick auf die eigene Person und erfährt damit etwas über sich selbst. Das, was aus der Innenperspektive nicht sichtbar ist, kann einem im Spiegelbild durch den Perspektivwechsel auffallen. Sodann erfahren die Spiegelnden, im Monodrama also die Therapeut*innen, durch das markierende Doppeln etwas über das Innenleben ihrer Patient*innen. Das tatsächliche Einnehmen und Spiegeln der Patient*innen macht ein Verstehen deutlich empathischer, wie die Ergebnisse der Embodied-Cognition-Forschung[19] (Wilson 2002) gezeigt haben.

Spiegeln bei Menschen, die an einer Borderline-Persönlichkeitsstörung leiden – der hilfreiche Blick von außen

Eine realitätsangemessene Selbstwahrnehmung sowie eine angemessene Affektregulation sind für Menschen mit einer Persönlichkeitsstörung eine Herausforderung. Sie neigen zu rigiden und stereotypen Denk-, Erlebens- und Verhaltensweisen. Dies führt zu zahlreichen inneren und äußeren Konflikten. Die eigene Identität wird meist unsicher erlebt und die eigenen Emotionen scheinen ein schwer versteh- und kontrollierbares Eigenleben zu führen (Bender und Stadler 2012). Die Förderung der Mentalisierungsfähigkeit ist daher das vorrangige Ziel der Psychotherapie von Menschen mit Persönlichkeitsstörungen. Mentalisieren ist derjenige mentale Prozess, »durch den ein Individuum eigenen und fremden Verhaltensweisen implizit und explizit Bedeutungen zuschreibt, und zwar bezogen auf *intentionale* mentale Zustände wie persönliche Wünsche, Bedürfnisse, Gefühle, Überzeugungen und andere Beweggründe« (Bateman und Fonagy 2008, S. 24). Das Spiegeln hilft Menschen, die

19 Die Forschung zur *Embodied Cognition* besagt u. a., dass das Denken stark verbunden ist mit körperlichen Interaktionen in der Welt.

an einer Borderline-Persönlichkeitsstörung (BLPS; ICD 10 F60.31) leiden, besonders dabei, sich besser zu verstehen. Für diese Personen ist es außerordentlich hilfreich, wenn sie sich zeitweilig von ihren eigenen überwältigenden Gefühlen und Gedanken distanzieren können und sich selbst von außen betrachten lernen. »Wer bin ich?« (Identität) und »Wie reagiere ich?« (Affekte, Kognitionen und Impulse) sind zwei Fragen aus dem Bereich der Selbstwahrnehmung, die aus der Spiegelposition leichter beantwortet werden können.

Neben der Wahrnehmung fördert der distanzierte Blick der Spiegelposition aber auch die Regulationsmöglichkeiten. Die Impulskontrolle sowie die Steuerungskompetenz werden den Patient*innen zugänglich gemacht (Bender und Stadler 2012).

Beispiel:

Hans, ein 23-jähriger Patient, berichtet sichtlich erregt von einer Situation, in der er sich von seiner Chefin kritisiert gefühlt hat. Seine emotionale Erregung, besonders die Empörung, nimmt immer mehr zu und er malt sich aus, wie er ihr in der nächsten Woche die Kündigung auf den Tisch ›klatscht‹.

Der Therapeut schlägt Hans vor, dass er die Szene einmal kurz demonstriert, und stellt dazu einen Tisch und dahinter einen leeren Stuhl Hans gegenüber auf. Hans zeigt kurz, wie er dies machen wird: »Sie sind so eine unfähige Chefin, Sie haben keine Ahnung. Hier ist meine Kündigung! Sie können sich jetzt einen anderen Deppen suchen, der diese Arbeit macht!«, dabei knallt er das Blatt Papier auf den Tisch.

Therapeut: »Sie sind richtig wütend. Wenn Sie einverstanden sind, zeige ich Ihnen diese Szene einmal, während Sie von der Seite aus zusehen. Ist das o. k.?«

Der Therapeut geht auf den Stuhl von Hans und nimmt dessen Körperhaltung ein, Hans begibt sich aus der Szene heraus an den Rand und betrachtet das Geschehen. Der Therapeut wiederholt dann die Szene. Danach stellt sich der Therapeut neben Hans und sie schauen beide auf die Szene mit den beiden Stühlen für Hans und die Chefin.

Hans: »Mein Gott, das war wirklich ich? Meine Chefin ist ja wirklich unfähig, aber das Verhalten von mir war ja …, ich weiß nicht, aber ich musste fast etwas lachen, so theatralisch, und das, was ich eigentlich sagen will, kommt da noch gar nicht an. Ich würde es gerne noch einmal versuchen.«

Sie spielen die Situation noch einmal durch, zunächst ist Hans in seiner Rolle, dann spiegelt der Therapeut wider.

Hans: »Ich möchte Ihnen heute gerne ein Feedback geben. Ich fühle mich hier in der Firma nicht gut behandelt, oft komme ich mir ausgenutzt vor. Das liegt auch an der Kommunikation. Ich bin der Meinung, dass Mitarbeitergespräche nicht zu Ihren Stärken gehören, besonders das Ansprechen von kritischen Punkten. Da ich keine Hoffnung habe, dass sich das ändern wird, und ich diesen Zustand nicht länger aushalten möchte, werde ich hiermit kündigen.«

In der Nachbesprechung dieser Szene erzählt Hans: »Es war gut, dass ich meine Wut von außen gesehen habe, auch ein wenig peinlich, aber es hat mir geholfen. Ich habe verstanden, dass ich da wirklich nicht länger arbeiten möchte, und dass mein Anliegen, der Chefin zu sagen, was ich über sie denke, so nicht ankommt. Von außen konnte ich auch meine Hilflosigkeit sehen und meine Enttäuschung. Ich bin nicht nur wütend, sondern auch traurig. Das war mir vorher nicht klar.«

Therapeut als Feedback aus der Rolle von Hans: »In Ihrer Rolle konnte ich die Enttäuschungswut gut nachvollziehen, auch den Impuls, auf den Tisch zu hauen. Aber ich glaubte auch zu spüren, dass ich innen drin tief traurig bin, weil ich mich so angestrengt habe in der Arbeit, das aber einfach nicht gesehen wird. Und ich war auch enttäuscht von mir selbst, dass ich gerade keinen anderen Weg sehe als die Flucht.«

Die Spiegelposition ermöglicht eine wertschätzende selbstreflexive Haltung. Die Patient*innen können über sich nachdenken wie über eine andere Person. Gleichzeitig können sich andere Handlungsoptionen entwickeln.

Die Spiegelposition zur Krisenbewältigung

Der monodramatische Umgang mit Krisen wurde bereits im Kapitel 4.3 beschrieben. Dabei ging es um den Aspekt, wie durch die Bewegung auf der Zeitachse Erleben und Verhalten wieder flexibilisiert werden können. Bei dem Einsatz der Spiegelposition wird ein zusätzlicher Aspekt betont, die Regiekompetenz. Diese Kompetenz ist gewöhnlich in Krisensituationen am stärksten beeinträchtigt, daher ist die Betonung dieser Rolle ein bedeutsamer Schritt für die Betroffenen.

Eine Stärkung der Regierolle gelingt an der Tischbühne mit einer relativ kleinen Intervention: die Protagonist*innen werden gebeten, sich vorzustellen, es gäbe ein*e Regisseur*in der auf dem Tisch aufzubauenden Szene.

Das Setting *monodramatische Bühnenarbeit* induziert ohnehin diese Rolle. Die Protagonist*innen müssen das tun, was Regisseur*innen gewöhnlich tun, sie wählen die Darsteller*innen aus (Stühle, Objekte), sie wählen aus, wie etwas dargestellt wird, wo etwas positioniert wird (Szenenaufbau), wer mit wem wie in Kontakt kommt (Rollenanweisungen). Dies geschieht auf der Zimmerbühne genauso wie auf der Tischbühne. Da die Tischbühne aber stärker zu einer Metaperspektive einlädt, die weniger körperlich, eher stärker reflektierend angelegt ist, ist der Schritt zur Spiegelposition ein kleiner. Dafür gibt es zwei Möglichkeiten (Abb. 18).

Variante A: Der oder die Person der Protagonist*in wird als Regierolle definiert (»Sie sind jetzt der/die Regisseur*in und stellen alles so auf, wie Sie es in dieser Rolle denken und fühlen«) und wird gebeten, für das Ich, die eigene Person, eine Figur zu wählen, die in der Szene positioniert wird.

In der Spielphase werden die Protagonist*innen konsequent in dieser Rolle angesprochen: »Sie sind der/die Regisseur*in. Wie geht es weiter?/Wie soll es weitergehen? Was fällt Ihnen aus der Regie auf?«

Variante B: Die Protagonist*innen werden gebeten, für die Regierolle ein eigenes Symbol zu wählen (»Können Sie sich vorstellen, dass Sie in sich eine Regierolle haben, und können Sie dann bitte für

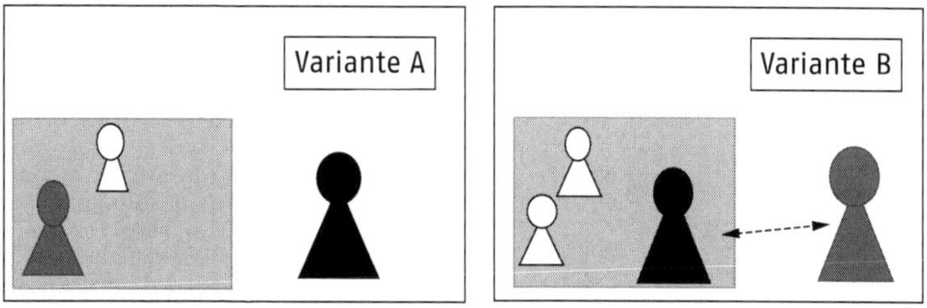

Abbildung 18: Regieposition
Variante A: In der Szene steht ein Symbol für die Protagonist*in (dunkelgrau), die Regieposition (schwarz) wird direkt von der Protagonist*in eingenommen (außerhalb der Tischbühne). Variante B: In der Szene steht ein Symbol für den/die Regisseur*in (schwarz), der/die Protagonist*in (dunkelgrau) wechselt immer wieder in die Regierolle auf dem Tisch.

diese ein Symbol auswählen und einen geeigneten Platz am Rand der Szene suchen?«)

In der Spielphase werden die Protagonist*innen immer wieder in die Rolle gebeten: »Können Sie bitte mal in die Rolle des/der Regisseur*in gehen? Wie geht es Ihnen hier?/Wie soll es weitergehen? Was fällt Ihnen aus der Regie heraus auf?«

Das Arbeiten mit der Spiegelposition bei Menschen, die unter einer Posttraumatischen Belastungsstörung leiden

Wie bereits im Kapitel 4.1 zum störungsspezifischen Szenenaufbau bei Vorliegen einer Posttraumatischen Belastungsstörung (PTBS; ICD 10 F 41.3) ausgeführt zeichnet sich die Trauma-Symptomatik vor allem durch ein Erleben von starker Hilflosigkeit und von einem umfassenden Kontrollverlust aus. Die Spiegelposition in Variante A der Krisenbewältigung (Abb. 18) ist auch hier von Nutzen, da die Patient*innen nicht in eine potentiell trauma-induzierende Position gebracht werden. Die emotional überfordernde Traumasituation wird im monodramatischen Geschehen nicht aufgesucht, sondern von außen aus der Regie-/Spiegelposition betrachtet und beschrieben. Damit wird das Risiko für eine Re-Traumatisierung im Hier und Jetzt der therapeutischen Situation verringert. Dennoch setzt eine

Trauma-Bearbeitung, auch aus der Regieposition, eine Grundstabilität bei den Patient*innen voraus, damit das Risiko der Überforderung und damit einer möglichen Dissoziation vermieden werden kann.

Um die Grundstabilität zu erreichen wird die Arbeit mit dem störungsspezifischen Szenenaufbau (siehe 4.1) und dem interaktionell mitagierenden Doppelgänger (siehe 4.2) vorangestellt.

Aus dem Bereich der Spiegel- oder Regieposition kommen die so genannten Bildschirm- oder Video-Techniken, die dabei helfen, sich in schonender Weise mit traumatischem Material zu beschäftigen. Die Patient*innen werden gebeten, diese Techniken einzuüben, damit sie eine Flashback- und Intrusionskontrolle erreichen.

Bildschirm-Technik

Die Patient*innen stellen sich eine Leinwand oder einen Bildschirm in sicherer Entfernung vor. Auf diese Wandbühne projizieren sie ihre inneren Bilder. Zunächst wird mit harmlosen Motiven wie einer Blumenwiese oder einer angenehmen Urlaubserinnerung geübt. Unter Anleitung der Therapeut*innen werden die Bilder eines nach dem anderen wie Fotos imaginiert, dann auch szenische Abläufe wie kurze Videos. Als nächstes werden die Projektionstechniken differenziert: Es kommen hinzu der schnelle Vorlauf oder das schnelle Zurückspulen, das Bild anhalten, das Abschalten des Films und das Verstauen des Filmmaterials an einem sicheren Ort, einer Art Tresor. Erst wenn diese Abläufe einigermaßen flüssig funktionieren, wird dasselbe mit belastendem Material gemacht und als letzter Schritt auch mit Trauma-Material. Dazu wird immer wieder die Regieposition, die Steuerung des Filmmaterials durch die Patient*innen betont.

Patient*innen, die stabiler (geworden) sind, können die Szene von der Leinwand auf die Tischbühne nehmen. Bei der Arbeit auf der Tischbühne werden ebenso wie durch die Leinwandtechnik die emotionale Distanzierung sowie die Mentalisierung der psychischen Prozesse gefördert. Die Metaperspektive der Regieposition auf der Tischbühne konterkariert den früher erlebten Kontrollverlust.

Bewältigungsmärchen

Das Bewältigungsmärchen nach Krüger (2013) stellt ebenfalls ein detailliertes Behandlungskonzept dar, welches auch Menschen mit einer posttraumatischen Symptomatik weiterhilft. Dabei spielt es keine Rolle, ob die Betroffenen eine Deprivationserfahrung in der Kindheit gemacht haben, eine offen gebliebene starke Sehnsucht nach Bindung in sich tragen oder eine andere Form einer menschengemachten Traumatisierung (einmalig, mehrmalig, chronisch) erlebt haben. In der Arbeit mit dem Bewältigungsmärchen wird die eigene frühere Leidensgeschichte erzählt, symbolisch auf der Tischbühne repräsentiert und in ihrem Verlauf abgewandelt. Der Ausgangspunkt ist, dass die Patient*innen erzählen, wie ihre Leidensgeschichte gewesen ist, wann sie begonnen hat und was die Erlebnisse waren.

Instruktion nach Krüger (2013, S. 104): *»Die Therapeutin legt drei Steine auf den Tisch: ›Der erste Stein hier ist für die Leidensgeschichte in der Kindheit. In einem zweiten Schritt wandeln Sie Ihre Leidensgeschichte dann aber wie in einem Märchen in eine Bewältigungsgeschichte um. Der zweite Stein hier auf dem Tisch soll diese märchenhafte Umwandlung in der Geschichte repräsentieren. In der Umwandlung sollen sich Ihre Wünsche oder Sehnsüchte erfüllen: Vielleicht entdecken Sie an sich selbst besondere Fähigkeiten, Sie können Tiere verstehen oder haben besondere Kräfte wie Pippi Langstrumpf. Oder ein Zauberer oder eine gute Fee tritt auf und stellt Ihnen einen Wunsch frei. Nach der märchenhaften Umwandlung soll sich im dritten Teil des Märchens (die Therapeutin zeigt mit der Hand auf den dritten Stein auf dem Tisch) dann Ihre Sehnsucht erfüllen. Da soll es dann nicht nur heißen: ›Und dann lebten sie glücklich und zufrieden bis an ihr Lebensende.‹ Vielmehr möchte ich, dass Sie aufschreiben, was das im Einzelnen ist, was diesen Jungen (das Mädchen) glücklich und zufrieden gemacht hat: Was ist dann wirklich anders? Schreiben Sie das Märchen nicht in der Ich-Form, sondern berichten Sie in der 3. Person ›über die kleine Beate, die …‹ oder ›über den kleinen Harald, der …‹ Das ist leichter. Das Ziel dieser Arbeit ist, dass Sie Ihr Leiden in Ihrer Kindheit in einer Geschichte darstellen und die Geschichte dann aber wie im Märchen gut ausgehen lassen. Die Erfüllung der Sehnsucht ist dann natür-*

lich nur eine Fantasie. Aber auch Fantasien verändern die Wirklichkeit. Denn sie machen Hoffnung und öffnen im Gehirn Türen hin zu anderen Handlungsmöglichkeiten. Wichtig ist, dass Sie beim Schreiben des Märchens die Fragen beantworten: ›Was ist Ihr eigentliches Leiden gewesen?‹ und ›was ist Ihre eigentliche Sehnsucht, die sich erfüllen soll?‹«

Zusammenfassung störungsorientierten Vorgehens mit dem Spiegeln und der Regieposition

Das Gespiegeltwerden sowie das Einnehmen der Regieposition sind für Personen mit einem gering bis mäßig integrierten Strukturniveau (OPD-2) hilfreich, da es ihnen dabei hilft, sich und ihr Leben in sozialen Bezügen aus der räumlichen und emotionalen Distanz angemessener zu verstehen und sowohl ihre Selbstwahrnehmung als auch ihre Selbstregulation und Steuerungskompetenz zu verbessern. Projektionen auf andere Personen und Introjekte werden auf diese Weise leichter identifiziert werden. Dies ist die Voraussetzung für die Zurücknahme bzw. die Zurückgabe dieser psychischen Selbstschutzmechanismen. Neben der strukturniveau-bezogenen Arbeit ist die Spiegeltechnik hilfreich für das Identifizieren ›blinder Flecke‹, für die therapeutische Begleitung von Menschen mit einer Borderline-Persönlichkeitsstörung. Die Regieposition als besondere Form der Spiegel-Technik kann bei Menschen in Krisensituationen und bei vorliegender posttraumatischer Symptomatik effektiv zum Einsatz kommen.

Die Spiegel-Technik unterstützt im Besonderen die Mentalisierungsfähigkeit, da sie Distanz zum unmittelbaren emotionalen Erleben schafft und damit gerade bei überhitzten inneren Prozessen (BLPS, PTBS) eine Verarbeitung erst möglich macht.

Störungsorientiert abgewandelt ist das Spiegeln und die Regieposition zusammenfassend bei folgenden psychischen Problembereichen oder Erkrankungen hilfreich:

Arbeit mit »blinden Flecken«
■ Blick von außen
Borderline-Persönlichkeitsstörung
■ Distanzierte Beobachterposition ■ Affekt- und Impulsregulation
Schwere Krisen
■ Regieposition
Posttraumatische Belastungsstörung
■ Bildschirmtechnik ■ Bewältigungsmärchen

4.5 Rollenwechsel im sozialen Atom, Rollenspiel in der Rolle eines anderen, Rollenfeedback und Identifikationsfeedback

Rollenwechsel und Rollenspiel im sozialen Atom

Im Abschnitt über das Rollenspiel (4.3) ging es um das Spielen in einer *eigenen* Rolle, also eines inneren Anteils. In diesem Kapitel geht es um den *Rollenwechsel im sozialen Atom* und um das Spielen in der *Rolle eines anderen.* Auf die besondere Funktion des Spielens wird hier nicht mehr näher eingegangen, diese wurde bereits im Kapitel 4.3 ausführlich beschrieben. Das Spielen in einer anderen Rolle ist komplex, da die Protagonist*in durch den Rollenwechsel quasi sich selbst, die eigene Person, verlässt. Sie muss, soll der Rollenwechsel in eine andere Person gelingen, ihr eigenes, vertrautes Rollenrepertoire kurzzeitig zurücklassen. Der Rollenwechsel ist vollzogen, wenn der Schritt in die Empathie gelingt, und der Wechsel nicht nur eine Projektion des Eigenen auf die anderen ist.

Der Rollenwechsel im *kulturellen* Atom führt zu einer differenzierten *Ich-Erkenntnis*, das *Spiegeln* zu einer *Mich-Erkenntnis*[20], einer

20 Der Unterschied zwischen »I« und »Me« im Englischen bringt die reflexive Haltung deutlich zum Ausdruck (Mead 1968)

reflexiven Form der Ich-Erkenntnis, während der Rollenwechsel im *sozialen* Atom noch einen Schritt weitergeht: Er gewährt dem oder der Protagonist*in eine *Du-Erkenntnis*. Damit ist der Rollenwechsel im sozialen Atom Teil der bereits im Zusammenhang mit dem Spiegeln beschriebenen Mentalisierung, die sich auf zwei Aspekte bezieht, auf die reflexive Ich-Erkenntnis und auf die Erkenntnis der anderen (Du-Erkenntnis).

Der Rollenwechsel im sozialen Atom ist derjenige Teil des Mentalisierens, »durch den ein Individuum [...] fremden Verhaltensweisen implizit und explizit Bedeutungen zuschreibt, und zwar bezogen auf intentionale mentale Zustände wie persönliche Wünsche, Bedürfnisse, Gefühle, Überzeugungen und andere Beweggründe« (Bateman und Fonagy 2008, S. 24). Beim Rollenwechsel mit einer anderen Person geht es besonders um das Verständnis für andere bzw. deren Perspektive und das Einfühlen in fremde Verhaltensweisen. Voraussetzung für diesen Teil einer gelingenden Mentalisierung ist die Entwicklung einer *Theory of Mind* (Förstl 2012), welche besagt, dass eine Person überhaupt Annahmen über Bewusstseinsvorgänge in anderen Personen treffen kann, z. B. bezüglich deren Gefühlen, Bedürfnissen, Ideen, Absichten, Erwartungen und Meinungen. Die Entwicklung einer Theory of Mind ist eine entwicklungspsychologische Aufgabe, die bereits im 1. Lebensjahr bei Kleinkindern beginnt, wenn sie Ansätze von Empathie erkennen lassen. Sie gelingt aber vollständig erst den 4–5-Jährigen – eine normale Entwicklung vorausgesetzt. Das Vorliegen einer stimmigen Theory of Mind kann einem gelungenen inneren Rollenwechsel mit einer anderen Person gleichgesetzt werden und steht im Zusammenhang mit der Entwicklung von sozialer Kompetenz.

Die Möglichkeit zum Rollenwechsel im sozialen Atom ist für die Entwicklung der eigenen sozialen Kompetenz und damit für gute Beziehungen elementar. Ein Rollenwechsel kann grundsätzlich zwei unterschiedliche Ziele verfolgen, sowohl ein verbessertes Verständnis für das Gegenüber als auch eine gelungene Abgrenzung von diesem.

Rollenfeedback

Ein Rollenfeedback wird immer dann gegeben, wenn eine Person eine andere Rolle eingenommen hat. Dies ist auch beim Rollenwechsel im kulturellen Atom der Fall, aber besonders wichtig beim Rollenwechsel im sozialen Atom und beim Rollentausch. Es dient der Anreicherung der Wahrnehmung der Protagonist*innen. Im Rollenfeedback wird alles gesagt, was im Zusammenhang mit einer Rollenübernahme entstanden ist. Dies können mit der Rolleneinführung konkordante Gefühle, Gedanken oder Impulse sein, aber auch dissonante oder komplementäre Wahrnehmungen können hier geäußert werden. Erstere stärken das Gefühl der Protagonist*innen, dass sie richtig liegen mit ihrer Wahrnehmung, letztere helfen dabei, Verleugnungen oder abgespaltene Aspekte zu integrieren (Bender und Stadler 2012).

Rolleninterview

Das Rolleninterview ist eine Sonderform des Rollenfeedbacks. Dazu werden die Rollenträger*innen während der Spielphase zu ihren Wahrnehmungen und Impulsen von der Leitung befragt. Wichtig ist es, das im Rolleninterview Gesagte mit der Wahrnehmung der Protagonist*innen abzugleichen.

Identifikationsfeedback

Die Fähigkeit, einen Rollenwechsel im sozialen Atom zu vollziehen, ist auch von Bedeutung für das Verständnis des *Identifikationsfeedbacks*. Das Identifikationsfeedback ist diejenige Feedbackform, die anzeigt, mit welcher anderen Person man sich besonders identifizieren kann, während ein szenischer Ablauf betrachtet wird. Dies kann aus unterschiedlichen Gründen geschehen, entweder aufgrund eines Gegenübertragungsgefühls, oder weil eine Lage besonders gut nachvollzogen werden kann, oder auch, weil sie aus der eigenen Lebensgeschichte bekannt ist[21].

---

21 Bei Letzterem ist die Grenze zum Sharing berührt, welches in Kapitel 4.9 beschrieben wird.

Das Identifikationsfeedback ergänzt nach einer szenischen Darstellung die Wahrnehmung der Protagonist*innen hinsichtlich der Subjekt- und Objektrepräsentanzen, also der MICH- und DU-Wahrnehmungen (Stadler und Marlok 2018).

Im Monodrama sind keine anderen Teilnehmer*innen vorhanden. Die Therapeut*innen müssen daher abwägen, ob sie es für angemessen und wichtig erachten, selbst ein Identifikationsfeedback zu geben. Sie können sich auch bei der Leitung einer therapeutischen Szene identifizieren (siehe Beispiel Manuela, S. 122 ff.). Sind sie im Sinne einer konkordanten Gegenübertragung mit ihren Protagonist*innen identifiziert, kann dies von diesen stärkend empfunden werden, sind sie eher auf dem Pol der komplementären Gegenübertragung, also eher mit den Antagonist*innenrollen identifiziert, ist es unter Umständen keine einfache Botschaft für ihre Patient*innen (Stadler und Marlok 2018). Besonders für das Verständnis eines Identifikationsfeedbacks mit einer der Antagonist*innenrollen ist die Fähigkeit, einen Rollenwechsel im sozialen Atom zu vollziehen, elementar.

Die Funktionen des Identifikationsfeedbacks für die Protagonist*innen sind nach Stadler und Marlok (2018, S. 228):

- Sie erhalten neue Einsichten zum eigenen Erleben
- Sie erfahren, dass andere von ihrer Geschichte berührt werden
- Ihre Mentalisierungsfunktion wird unterstützt, indem sie potentiell etwas über die Gedanken, Gefühle und Motive ihrer Interaktionspartner*innen mitgeteilt bekommen
- Projektionen können zurückgenommen werden und bislang abgewehrte, eigene Anteile sind besser verstehbar
- Allgemein werden die reflexive Selbstwahrnehmung und die Fremdwahrnehmung angereichert.

Monodramatische Rollenwechsel und Rollenspielen im sozialen Atom

Der einfache Rollenwechsel in eine andere Person

Einen ersten Zugang zum Rollenwechsel im sozialen Atom ermöglicht die Übung mit dem leeren Stuhl. Dazu werden zwei Stühle so aufgestellt, dass sie sich gegenüberstehen. Auf dem einen Stuhl nimmt der oder die jeweilige Protagonist*in Platz, der andere bleibt zunächst leer. Die Leitung gibt nun sinngemäß folgende Instruktionen:

»Bitte setzen Sie sich entspannt hin, konzentrieren Sie sich einen Moment auf sich selbst und blicken Sie dann bitte auf den anderen Stuhl. Wen sehen Sie da? Strengen Sie sich nicht an, warten Sie einfach einen kurzen Moment, bis sich jemand einfindet. Wie sitzt die Person da? Wie schaut sie Sie an? Sagt sie eventuell etwas zu Ihnen? Können Sie mir bitte beschreiben, wen Sie da sehen? … Da Sie sich jetzt ein erstes Bild gemacht haben, möchte ich Sie bitten, dass Sie sich überlegen, ob Sie etwas zu der Person sagen möchten oder ob Sie sie etwas fragen möchten oder ob Sie sonst einen Wunsch in Bezug auf diese Person haben. Wenn Sie einen eigenen Impuls oder einen Impuls bei Ihrem imaginierten Gegenüber feststellen, können Sie bitte aufstehen und den Stuhl wechseln. Sie sind dann in der Rolle Ihres Gegenübers. Bitte fühlen Sie sich in diese Rolle ein, dann können Sie direkt aus dieser Rolle heraus handeln. Am besten beginnen Sie, indem sie kurz ihre Rolle noch einmal in der Ersten Person benennen (›Ich bin [Name], ich bin hier …‹). Schauen Sie einfach, was dann aus Ihnen herauskommt. Sie können etwas über Ihre Gefühle und Gedanken sagen, aber auch über Ihre Wünsche und Impulse. Nach einer Zeit werde ich Sie dann wieder in Ihre eigene Rolle zurückwechseln lassen. Während der Zeit, in der Sie in der anderen Rolle sind, werde ich Sie nur in dieser Rolle ansprechen, also mit dem Namen Ihres Gegenübers.«

Am Ende der Sequenz fragt die Leitung den oder die Protagonist*in, wie es in der eigenen Rolle und in der Rolle der anderen Person gewesen ist (»Was haben Sie dort erlebt an Gedanken, Gefühlen und Impulsen?«). Der Rollenwechsel im sozialen Atom[22] hat dazu

22 Auf Englisch wird dies als Role-taking, also als Rollenübernahme, bezeichnet (Pruckner und Schacht 2003, S. 13)

beigetragen, dass sich der oder die Protagonist*in selbst in Bezug auf die andere Person genauer kennengelernt hat (MICH-Erkenntnis), und dass sie einen Einblick in die andere Person bekommen hat (DU-Erkenntnis).

Durch die Positionierung der Stühle einander gegenüber wird eine spannungsgeladene Situation induziert. In der Regel werden in der Gegenüberposition eher Konfliktpartner*innen imaginiert, während zwei Stühle Seite an Seite eher Protagonist*innen unterstützende Personen induzieren.

Alternativ zur Stühlearbeit kann der Rollenwechsel auch angeregt werden durch die Verwendung von Bodenankern. Dazu werden Moderationskarten auf dem Boden positioniert, auf die jeweils der Name der anderen Personen geschrieben wird. So können ohne großen Aufwand im Einzelsetting Aufstellungen von Systemen, z. B. Familien, gemacht werden. Durch das Stellen auf den jeweiligen Bodenanker wird eine Einfühlung in die Position angeregt und damit eine DU-Erkenntnis und/oder mindestens eine Erkenntnis der Objektrepräsentanzen erreicht. Es sollte dabei möglichst, wie schon bei der Stühlearbeit, immer wieder die eigene Position eingenommen werden, für die auch ein Bodenanker liegen sollte.

Aufgaben der Therapeut*innen, während sich die Protagonist*innen im Rollenwechsel befinden

a. Kurze Erklärung, wie der Rollenwechsel vollzogen wird (Stuhlwechsel, Sprechen in der 1.Person)
b. Zu Beginn des Rollenwechsels kurze Abfrage der Rollendefinition (»Wer sind Sie?«)
c. Den Rollenwechsel unterstützen durch Ansprechen der Rollen, nicht der Rollenträger*innen
d. Möglichst naive Begleitung der Szene, d. h., eigene Hypothesen, Ideen und Ziele der Leitung werden möglichst beiseitegelassen. Führen eines sokratischen Dialogs (»Können Sie mir bitte erklären …?«)
e. Unterstützendes Steuern der Spielgeschwindigkeit, z. B. durch

den Einsatz einer Zeitlupe zum besseren Verständnis oder zum Umgehen mit dem Einfrieren einer Szene (siehe Kapitel 4.10)
f. Ermuntern, Ressourcen einzubeziehen
g. Am Ende Gefühle, Gedanken und Impulse abfragen.

Das Rollenspiel in der Rolle eines anderen

Die Stühlearbeit wird noch etwas dynamischer, wenn der Rollenwechsel in ein Rollenspiel einbezogen wird. Dazu wird der Rollenwechsel im sozialen Atom mehrfach vollzogen. Die Protagonist*innen wechseln nach einer Aktion in einer Rolle mehrfach hin und her zwischen den beiden Rollen. Die Leitung kann das interaktive Geschehen noch unterstützen, indem sie, während sich die Protagonist*innen in der Rolle des Gegenübers (Antagonist*in) befinden, ihre ursprünglichen Rollen, also die Protagonist*innenrollen, nachspielen. Diese Variante betont stärker die *Beziehung* zwischen den beiden Parteien, also die WIR-Erkenntnis, auf die beim Thema Rollentausch noch ausführlicher eingegangen wird. Die Protagonist*innen können durch das Mitspielen der Leitung die Interaktionen zwischen beiden Personen besser nachvollziehen, denn es sind zwei reale Personen, die gemeinsam spielen. Ohne das Mitspielen der Leitung bleibt immer eine Rolle nur imaginiert. Da die Leitung beim Mitspielen für kurze Zeit als Stellvertreter*in Teil der Szene wird, ist die sichtbare Leitungsrolle währenddessen vakant. Der Stuhl der Leitung bleibt leer. Das bedeutet, dass dieses Vorgehen nur mit Protagonist*innen möglich ist, die eine kurzzeitige Abwesenheit der Leitung aufgrund ihrer psychischen Stabilität und ihres Strukturniveaus aushalten und davon profitieren können. Je stabiler die Betroffenen sind, desto stärker kann die Leitung die Rolle der Protagonist*innen ausspielen. Aus der eigenen Gegenübertragung heraus markiert die Leitung die Affekte in der Protagonist*innenrolle und stellt sie so dem oder der Protagonist*in zur Verfügung. Diese Markierung geht etwas über die erlebte Wirklichkeit der Protagonist*innen hinaus, sie zeigt etwas, was diese bislang noch nicht sehen, d.h. bewusst erleben konnten (Abb. 19).

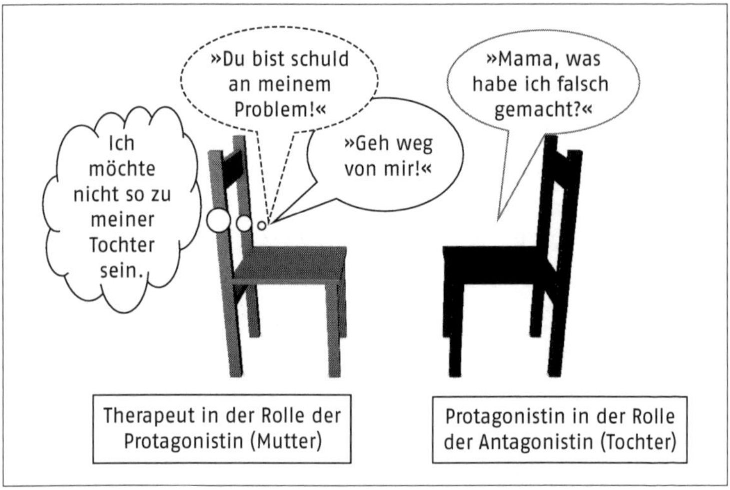

Abbildung 19: Rollenwechsel: Stühlearbeit (Stuhlbild ©wetwater, adobe stock #20241894)
Die Protagonistin hat zu ihrer Tochter gesagt, dass sie weg gehen soll (Sprechblase Mitte), was der Therapeut nachspricht, während die Protagonistin in der Rolle ihrer Tochter (rechter Stuhl) ist und aus deren Rolle antwortet (Sprechblase rechts). Der Therapeut ergänzt aus seinem Wissen über die Patientin den Inhalt der gestrichelten Sprechblase und spürt gleichzeitig einen Weglaufimpuls in der Rolle der Patientin, den er noch nicht formuliert (Sprechwolke links).

Die Protagonist*innen erleben durch die Perspektivenübernahme im Rollenwechsel während die Therapeut*innen kurz mitspielen, dass sie von diesen gedoppelt werden, dass sie außerdem ihr Gegenüber von innen erleben, und last not least, dass sie einen Blick aus den Augen des Anderen auf sich selbst haben.

Störungsorientierter Rollenwechsel und Rollenspiel im sozialen Atom

Der störungsorientierte Einsatz des Rollenwechsels ist besonders dann hilfreich, wenn Menschen Probleme im Bereich der Wahrnehmung des Anderen, des Du haben. Dies kann unter folgenden Gesichtspunkten betrachtet werden (vgl. OPD, Dahlbender und Tritt 2011):

- Grundsätzliche Wahrnehmung der anderen
- Selbst-Objekt-Differenzierung, also die Unterscheidung eigener Gedanken, Bedürfnisse, Impulse von denen anderer
- Ganzheitliche Wahrnehmung der anderen in ihren verschiedenen Aspekten, d.h. ein realistisches Bild von anderen entwerfen können

Überall, wo diese Punkte beeinträchtigt sind, ist der Rollenwechsel im sozialen Atom bzw. das Rollenspiel in der Rolle der anderen indiziert, damit diese Fähigkeiten erlernt bzw. differenziert werden können.

Rollenwechsel im sozialen Atom bei Menschen mit depressiven Störungen und Individuations-Abhängigkeits-Konflikten

Die depressiven Störungen (ICD 10 F31) sind eine größere Gruppe von Erkrankungen, Störungen und Symptomen, die je nach Strukturniveau des Betroffenen sehr unterschiedlich ausfallen können. Klinische Hauptsymptome einer Depression sind laut ICD 10 eine depressive Stimmung, ein allgemeiner Interessenverlust und Freudlosigkeit sowie ein Antriebsmangel und eine erhöhte Ermüdbarkeit. Zu den Zusatzsymptomen zählen verminderte Konzentration und Aufmerksamkeit, vermindertes Selbstwertgefühl und Selbstvertrauen, Gefühle von Schuld und Wertlosigkeit, negative und pessimistische Zukunftsperspektiven, eventuell Suizidgedanken oder -handlungen, Schlafstörungen und ein verminderter Appetit.

Psychodynamisch liegt einer neurotischen Depression in der Regel ein Beziehungsgeschehen zugrunde, das die Betroffenen aus Angst vor Liebes- und Aufmerksamkeitsverlust früh dazu gebracht hat, sich stärker an den Bedürfnissen der anderen als an den eigenen zu orientieren. Früher oder später entsteht daraus ein klassischer Individuations-Abhängigkeits-Konflikt, den die Betroffenen so lange als möglich zugunsten einer Anpassung an die anderen entscheiden, bis sie dekompensieren, weil sie die Anpassungsanstrengung nicht mehr leisten können. Häufig ist dieser Moment von einer großen Enttäuschung und Verbitterung begleitet, dass sich die ganze Anstrengung nicht ›gelohnt‹ hat, weil die Zuwendung, Empathie und Liebe nicht in gleichem Ausmaß zurückerhalten wird.

Depressive Menschen und Menschen mit einem Individuations-Abhängigkeits-Konflikt gehen für sich oft von einem natürlichen *Rabattmarken-System* aus: Werden lange genug gute Taten für andere gesammelt, bekommt man am Ende eine entsprechend tolle Prämie: die Liebe des anderen. Die Kinderwippe ist ein anschauliches Bild für depressive Konstellationen (siehe Abb. 20). »Ich bin brav, nett, passe mich an, opfere mich auf, stecke zurück, orientiere mich am anderen …, mein Gegenüber ist egoistisch, kann sich gut durchsetzen, denkt nur an sich, ist ein starker Halt für mich, … und ich gehe davon aus, dass er eines Tages auch in gleichem Ausmaß für mich da sein wird, dass er mich dafür umso mehr liebt.«

Da depressive Menschen meist kein sonderlich realistisches Bild vom Gegenüber haben, kann es Sinn machen, diese Wippe einmal auf der monodramatischen Tischbühne durch einen Szenenaufbau anzureichern: Was und wie viel kommt auf welcher Seite der Wippe zum Liegen? Die einzelnen Punkte werden exploriert und danach erfolgt der Rollenwechsel in die andere Person, das Bild vom anderen wird überprüft. Je größer das Differenzerleben zwischen der

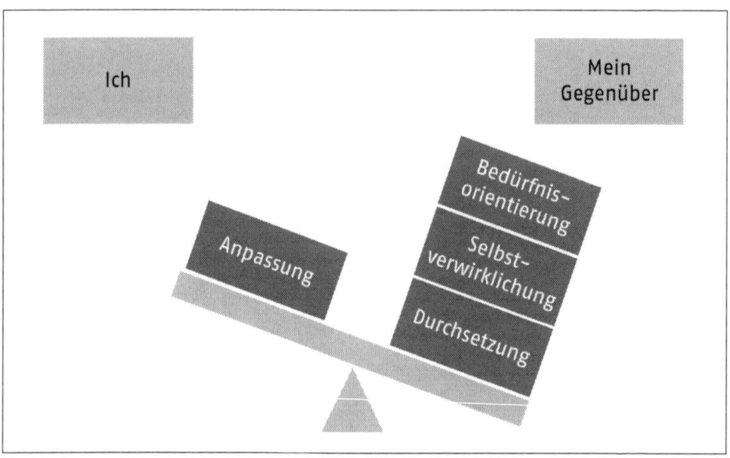

Abbildung 20 Die Wippe als Modell eines Individuations-Abhängigkeits-Konflikts

Ich- und der Du-Position (Selbst- und Objektrepräsentanz), bzw. zwischen der angenommenen und der im Rollenwechsel tatsächlich erlebten Du-Position (wahrgenommenen und erlebten Objektrepräsentanz) ist, desto intensiver wird die innere Dynamik der Protagonist*innen durch den Rollenwechsel. Durch diesen können Projektionen, Verleugnungen und Identifikationen mit einem Aggressor in kurzer Zeit entlarvt werden.

Beispiel:
Die 56-jährige Iris hat sehr viel für ihre Familie auf sich genommen. Sie hat drei Kinder großgezogen, sowohl ihre Mutter als auch ihre Schwiegermutter zu Hause gepflegt, als sie im Abstand von nur vier Jahren schwer an Krebs erkrankt waren, dazu hat sie trotz mehrfacher Bandscheibenvorfällen in ihren 40-ern immer den Haushalt alleine bestritten. Sie ist wegen einer depressiven Störung in Therapie und sagt, dass sie sich ändern müsse, denn sie mache offensichtlich etwas falsch, wenn sie so antriebslos und schlechter Stimmung sei. Obwohl sie ihren Mann noch sehr liebe, laufe sexuell nichts mehr zwischen ihnen und er fühle sich von ihr in letzter Zeit immer kritisiert. Er arbeite sehr viel und mache auch viel Sport in seiner wenigen Freizeit. Die besten Tage habe sie gegenwärtig, wenn sie auf ihre zwei Enkelkinder aufpassen könne.
Sie stellt jeweils einen Stuhl für ihren Mann und für ihre drei Kinder sowie für ihre zwei Enkel auf. Sie beschreibt zunächst ihren Mann von ihrer Position aus, wie viel Arbeit er habe und dass er ein guter Ehemann sei, wenn nur seine Empfindlichkeit nicht wäre. Als sie die Rolle wechselt und auf dem Stuhl ihres Mannes zu sitzen kommt, ist sie zunächst still, dann schaut sie überrascht: »Das ist ja verrückt, hier fühlt sich das ja ganz anders an, viel leichter, als ob ein Gewicht von meinen Schultern genommen wurde. Und … es ist ganz seltsam, ich spüre überhaupt kein Gefühl zu meiner Frau hin. Es ist, als ob ich nur mit mir beschäftigt wäre.« Zurück in ihrer eigenen Rolle beschreibt Iris, dass sie durch die Rolle ihres Mannes erkannt habe, dass sie ihn

idealisiere, die eigene Belastung bei ihm projektiv wahrnehme, die er vielleicht gar nicht so spüre, und außerdem frage sie sich, wie er zu ihr steht.

Der Rollenwechsel im sozialen Atom ist ein Wechsel in die eigenen *Objektrepräsentanzen*, also in die eigenen Bilder anderer Personen, nicht in die *realen* Personen. Im Beispiel von Iris ist es also ihr inneres Bild vom Bild ihres Mannes über sich, das die projektive Idealisierung in Frage stellt. Es ist wichtig, dies gegenüber den Patient*innen zu betonen, damit sie nach der monodramatischen Stühlearbeit nicht nach Hause gehen und zu ihren Partner*innen sagen: »Jetzt weiß ich genau, wie du bist/denkst/fühlst …!« Aber die Auseinandersetzung mit dem eigenen Bild kann einen bedeutsamen Prozess anstoßen. Iris aus dem obigen Beispiel beschäftigt z. B. die Frage, wie ihr Mann eigentlich *wirklich* ist, und wie er sie oder ihrer beider Beziehung sieht. Und in dem Differenzerleben »wie fühlt sich meine Rolle an?« und »wie fühlt sich die Rolle meines Mannes an?« steckt auch Potenzial, über die Art der Beziehung neu nachzudenken. So könnte die Individuations-Anpassungs-Wippe vielleicht in ein neues Gleichgewicht kommen.

Beispiel Jonas:
Der 51-jährige Jonas nimmt eine monodramatische Online-Sprechstunde wahr, weil er Probleme mit seinem Chef hat. Dieser ist noch nicht so lange in der Firma wie Jonas. Er ist ein Quereinsteiger, den er als sehr ehrgeizig erlebt. Er sei ein superlockerer Typ, der auch gerne nach der Arbeit noch mit den MitarbeiterInnen auf ein Bier gehe. Und hinsichtlich seiner Auffassungsgabe könne ihm wohl keiner in der Abteilung das Wasser reichen. Jonas stellt für sich fest, dass er da nicht mehr mithalten kann, zumindest nicht innerhalb der regulären Arbeitszeit. Er bleibt deswegen immer länger und schreibt die Überstunden schon seit einiger Zeit nicht mehr auf, damit es nicht auffällt, dass er für dieselbe Menge an Arbeit immer länger braucht.
Der Therapeut bittet Jonas, zu seinem eigenen Stuhl einen zwei-

ten für seinen Chef aufzustellen und auf diesen anderen Stuhl zu wechseln. Aus der Rolle des Chefs spricht Jonas zunächst erst einmal vor sich hin: »Ich bin Kevin, 34 Jahre alt, bin im Unternehmen seit Februar diesen Jahres. Ich bin ein sportlicher Typ, haue immer mal wieder einen lockeren Spruch raus, aber ich kann auch was. Ich bringe aus meiner letzten Stelle fundierte Kenntnisse und Erfahrungen mit.«

Als Jonas nach einigen weiteren Selbstzuschreibungen wieder in seine eigene Rolle zurückgewechselt hat, sagt er als Rollenfeedback zum Online-Therapeuten: »Hmm, das war komisch. Ich habe das alles so sagen können, das ging mir auch echt einfach über die Lippen, aber je länger ich gesprochen habe, desto unsicherer wurde ich mir. Ich habe mir das schon geglaubt als Kevin, aber mir war plötzlich etwas mulmig, weil ich ja noch gar nicht so lange in der Firma bin. Und ich habe so eine Idee bekommen, dass meine lockeren Sprüche vielleicht auch dazu dienen, dass mich die anderen mögen.«

Im Beispiel von Jonas ging es mehr um den Unterschied zwischen der Objektwahrnehmung von außen und der von innen. Der Rollenwechsel ermöglicht eine Einfühlung in das Gegenüber, die das Bild vom anderen weiter ausdifferenziert. Auch hier gilt wie bei jedem Rollenwechsel, dass es eine Auseinandersetzung mit der inneren Repräsentanz, nicht mit der realen Person ist. Diese Arbeit an den Objektrepräsentanzen verändert aber die realen Beziehungen zu den anderen. Iris und Jonas aus den beiden letzten Beispielen werden ihren beiden Antagonist*innen nach dem Rollenwechsel anders begegnen.

Der Rollenwechsel ist eine wirkungsvolle Intervention. Die Patient*innen brauchen daher auch ausreichend Zeit, sich in die jeweiligen Rollen einzufühlen. Je authentischer dies gelingt, desto nachhaltiger ist der erzielte Effekt. Dies gilt nicht nur für Menschen mit Störungen aus dem depressiven Spektrum, sondern auch für Menschen mit anderen Symptomen wie z. B. den Phobien.

Rollenwechsel und Rollenspiel bei sozialen Phobien

Die soziale Phobie (ICD 10 F40.1) gehört zu der großen Gruppe der Angststörungen. Eine erste Möglichkeit, sich mit dieser Symptomatik monodramatisch auseinanderzusetzen, ist der Rollenwechsel im sozialen Atom und das Durchspielen der Situationen, welche die Angst induzieren. Bei der sozialen Phobie besteht die Angst vor allem darin, dass sich die Betroffenen mit anderen Menschen in kleiner Runde wie in einer unangenehmen Prüfungssituation fühlen. Sie haben Angst, von den anderen bewertet oder beschämt zu werden. Sie geraten unter Stress, weil sie die Sorge haben, im Mittelpunkt zu stehen, und der Überzeugung sind, dass sie nicht vor den anderen bestehen können.

Im Monodrama wird dazu auf der Zimmerbühne mit Stühlen die angstbesetzte soziale Szene aufgestellt und durchgespielt. Begonnen wird dabei mit dem Szenenaufbau, dann werden die verschiedenen Rollen exploriert und im Anschluss wechseln die Patient*innen in die verschiedenen anderen Personen, die zur angstmachenden Gruppe gehören. Wichtig ist es, dass sich die Angstpatient*innen in den Rollen derer, die sie fürchten, den Antagonist*innen, bewusst auf die jeweilige Rolle einlassen. Bereits Moreno (1959) nutzte den Rollenwechsel zur Therapie von Menschen mit Angststörungen; er ließ die Patient*innen zunächst sich selbst spielen und dann im Rollenwechsel die Personen, die ihnen Angst machten. Wenn es gelingt, die Antagonist*innenrollen möglichst authentisch auszuspielen, erlangen die Patient*innen dadurch wieder Kontrolle über ihr Leben, und zwar indem sie lernen, ihre strafenden Objektrepräsentanzen unter ihre eigene Regie zu bringen. Dieser Schritt führt zu einer Reduzierung der Angstsymptomatik. Aber auch wenn damit nicht sogleich die Angst weg ist, zeigt das Erleben im Rollenwechsel mit den furchteinflößenden Objekten auf jeden Fall eine Richtung an, in der es therapeutisch für die Patient*innen weitergehen kann, wie in folgendem Beispiel erkennbar ist.

Beispiel Lisa:

Lisa ist eine beruflich erfolgreiche Frau, die durch einen Aufstieg in der Firma nun in regelmäßigen Abständen dem Vorstand reporten muss. Das Gremium besteht aus drei Personen, hinzu kommt noch ihre unmittelbare Vorgesetzte. Obwohl Lisa fachlich absolut sattelfest ist, berichtet sie davon, dass sie diese Quartalsreports kaum aushalten kann. Sie muss sich an dem Tag des Reports zweimal vor der Präsentation umziehen, weil sie so stark schwitzt. Auch ihre Power-Point-Präsentation kann sie schon eine Woche vor dem Meeting auswendig, dennoch hat sie am Morgen, bevor sie zum Vorstand geht, das Gefühl, ihr Kopf sei eine Seifenblase, die sofort zerplatzt, wenn der Finanzvorstand sie nur anblickt. Sie komme sich vor wie bei einer Prüfung, auf die sie schlecht vorbereitet sei. Seit einiger Zeit bemerkt sie zusätzlich, dass sie im privaten Umfeld Treffen mit Freund*innen meide. Bei Gruppenaktivitäten komme sie sich schnell minderwertig vor den anderen vor. Wenn sie überhaupt mitgehe, sage sie meist nichts in der Runde.

In einer Stühlearbeit stellt sie die Situation mit den Vorständen auf und wechselt zunächst in die Rolle des Finanzvorstandes. In der Rolle nimmt sie sogleich eine sehr kritische Haltung ein, die Mimik wird ernst, und bevor sie den ersten Satz aus der Rolle sagt, äußert sie überrascht: »Oh Gott, ich bin hier mein Vater. Das darf doch nicht wahr sein. … Lisa, achten Sie auf den Etat. Es kommen auch wieder schlechtere Zeiten, für die wir Rücklagen bilden müssen. Und sind Sie sich wirklich absolut sicher, dass wir dieses Projekt so durchführen sollten? Sie zeichnen dafür verantwortlich!«

Zurück in ihrer eigenen Rolle erzählt sie: »Mein Vater hat immer geschimpft, wenn ich mein ganzes Taschengeld auf einmal ausgegeben habe. Ich sollte lernen, auch etwas zu sparen, denn ›ein vernünftiges und vorausschauendes Kind schmeißt nicht sein ganzes Geld zum Fenster raus!‹ hat er immer gesagt. Ich hab jedes Mal, wenn ich mir etwas gekauft habe, Angst gehabt bis zum Ende der Woche. Aber das ist ja verrückt, dass ich das heute selbst mit mir mache …«.

Im Rollenwechsel und beim Rollenspiel erlangen Patient*innen mit Phobien Kontrolle über ihre Subjekt- und Objektrepräsentanzen. Selbst wenn dies nicht geschieht, wird ihnen meist klar, dass die angstbesetzte Szene nicht die Szene ist, um die es *wirklich* geht. Die phobische Szene ist so etwas wie ein falsches Titelbild für ein Buch, das bereits früher im Leben geschrieben wurde und einen bedrohlichen Inhalt hat. In diesem Fall kann mit einem Szenenwechsel in die frühere Szene weitergearbeitet werden, der in Kapitel 4.7 ausführlich dargestellt wird.

Rollenwechsel als verhaltensorientiertes Training bei Phobien

Der Rollenwechsel kann bei isolierten Phobien (ICD 10 F40.2), wie z. B. einer Spinnen- oder Schlangenphobie, einer Höhenangst oder einer Klaustrophobie auch wie ein verhaltenstherapeutisches Training eingesetzt werden. Der psychodramatische Rollenwechsel wird dabei zur Ressourcengenerierung für eine Angstexposition eingesetzt (Krüger 2015, S. 290)

Folgende vier Schritte werden den Patient*innen vorgeschlagen:

a. »Stellen Sie sich eine Person vor, die keine Angst vor … (Spinnen, Schlangen, Fahrstuhlfahrten …) hat.«
b. »Stellen Sie sich nun als zweiten Schritt vor, wie diese Person mit dem bedrohlichen Tier/der bedrohlichen Situation umgeht.«
c. »Wechseln Sie dann in die Rolle dieser Person und werden Sie mit der Person und ihrem Innenleben vertraut. Nehmen Sie ihre Haltung ein, versuchen Sie, dieselbe Mimik einzunehmen.«
d. »Spielen Sie nun im vierten Schritt in der Rolle, wie diese Person mit dem Tier/der Situation umgehen würde.«

Diese Methode ist eine Möglichkeit, sich Ressourcen anderer Person durch Rollenwechsel und Identifikation in das eigene Rollenrepertoire zu übernehmen. Diese Rollenübernahmen brauchen zahlreiche Wiederholungen.

Zusammenfassung störungsorientierten Vorgehens mit dem Rollenwechsel und dem Spielen in der Rolle eines anderen

Der Rollenwechsel sowie das Rollenspielen in der Rolle eines anderen erfordert mindestens das Level eines mäßig integrierten Strukturniveaus (OPD-2), da das Verlassen der eigenen Position sonst unter Umständen als destabilisierend erlebt wird, und die Projektion auf den anderen in dessen Rolle nicht ausreichend reflektiert werden kann.

Der Rollenwechsel verschafft den Protagonist*innen neben der Erweiterung der MICH-Erkenntnis (»Wie bin ich aus den Augen des anderen?«) eine DU-Erkenntnis (»Wie ist die andere Person?«), und in Ansätzen auch eine WIR-Erkenntnis (»Wie ist unsere Beziehung?«)

Das bedeutet, dass sowohl die reflexive Selbst- als auch die Fremdwahrnehmung und auch die Beziehungsregulation verbessert werden. Die Selbstschutzmechanismen der Projektion auf andere Personen und der Verleugnung können auf diese Weise identifiziert werden. Das von der Leitung gegebene Identifikationsfeedback kann den Prozess der Mentalisierung ebenfalls unterstützen. Das komplementäre Feedback, also die Identifizierung mit den Antagonist*innen muss vorsichtig formuliert werden, um durch die Konfrontation nicht die Protagonist*innen zu verletzen.

Störungsorientiert abgewandelt ist der Rollenwechsel im sozialen Atom und das Rollenspiel in der Rolle eines anderen zusammenfassend bei folgenden psychischen Problembereichen oder Erkrankungen hilfreich:

Depressive Störungen und Individuations-Abhängigkeits-Konflikte

- Rollenwechsel zur Ich-Du-Differenzierung
- Rollenwechsel zur Auflösung von Projektionen durch Differenzierung der Objektrepräsentanz
- Identifikationsfeedback

Soziale Phobie
■ Rollenwechsel als Stühlearbeit mit ausführlichem Ausspielen der Antagonist*innenrolle ■ Rollenwechsel als Exploration der ursprünglich ängstigenden Situation
Isolierte Phobien
■ Verhaltensorientiertes Rollentraining zur Ressourcenintegration

4.6 Rollentausch

Was umgangssprachlich ähnlich klingt, nämlich Rollenwechsel und Rollentausch, ist im Psychodrama doch nicht dasselbe. Um den Unterschied zu verstehen, ist es hilfreich, sich zwei Kinder vorzustellen. Wenn sie ein Spielzeug tauschen, machen sie es so, dass z. B. Anna ihren Plastikeimer an Bernd gibt, und im Gegenzug bekommt Anna von Bernd dessen Schaufel; sie haben getauscht. Wenn Anna ihr Spielzeug wechselt, legt sie ihren Eimer auf die Seite und nimmt von den anderen Spielsachen etwas anderes in die Hand, z. B. ein Kuscheltier. Der Rollenwechsel ist ein einseitiger Prozess, der Rollentausch ein reziproker, oder wie Schacht und Pruckner formulieren: ein »zweiseitiges Geschehen« (2003, S. 12). Wenn also zwei Personen auf der Psychodramabühne sind, wechseln sie beide gleichzeitig in die Rolle der jeweils anderen Person (Abb. 21). Dies ist bei Beziehungsklärungen möglich, wo beide Parteien anwesend sind, z. B. bei der Arbeit mit einem Paar oder einem Team. Sind die beiden betroffenen Personen nicht live anwesend, wird ein *stellvertretender* oder *indirekter* Rollentausch gemacht. Der oder die Protagonist*in wählt dazu eine andere Person, welche die Rolle des Gegenübers übernimmt. Beim indirekten Rollentausch wechseln dann Protagonist*in und Mitspieler*in ihre Rollen.

Der Rollentausch stellt noch mehr als der Rollenwechsel im sozialen Atom durch seine Wechselseitigkeit die Beziehung in den Vordergrund. Beide Parteien verlassen ihre ursprüngliche, eigene Position, nehmen aber auch etwas aus der eigenen Position mit, wenn sie

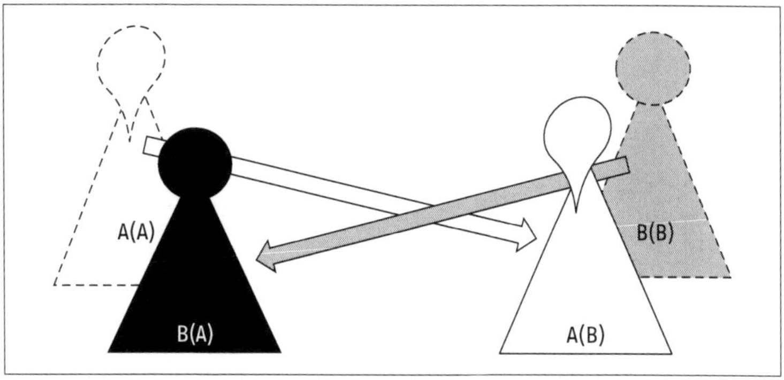

Abbildung 21: Der Rollentausch – ein reziproker Rollenwechsel
Im Rollentausch haben beide Parteien ihre eigene Rolle verlassen und befinden sich gleichzeitig in der Rolle des Gegenübers. A ist nicht mehr in der Rolle von A (hinten links), sondern in der Rolle von B (vorne rechts) und umgekehrt. Die Personen stehen vor der Klammer, die Rollen in der Klammer.

sich in die Rolle des Gegenübers begeben. Sie fühlen sich dort ein, erleben in diesen anderen Rollen etwas, erleben die Welt mit den Augen des anderen, mentalisieren in den fremden Rollen und nehmen all diese Erkenntnisse wieder mit zurück in die eigene Rolle. Das Mentalisieren benötigt »Phantasie […], die mit der Realität verbunden bleibt« (Kirsch et al. 2016, 22 f.). Das heißt, der Rollentausch wirkt dadurch, dass etwas in die andere Rolle hinein- oder zurückgegeben wird, aus der anderen Rolle etwas in die eigene Rolle mitgenommen oder sich angeeignet wird, und etwas in der anderen Rolle zurückgelassen wird. Der Rollentausch ist eine Intervention auf einer Augenhöhe, beide Parteien haben dieselben Möglichkeiten, zu Erkenntnissen zu gelangen (Abb. 22). Er beinhaltet die Funktionen des Doppelns (Einfühlung in den jeweils anderen) und des Rollenwechsels im sozialen Atom (Verlassen der eigenen Rolle).

Ein Rollentausch ist ein komplexes Geschehen, das nicht nur auf der äußeren Handlungsebene vollzogen wird, sondern der auch die inneren Kompetenzen für einen echten Rollentausch voraussetzt. Dieses Niveau eines gegenseitigen Perspektivenwechsels wird in der Regel erst vollständig um das 14.–15. Lebensjahr erreicht (Schacht 2003).

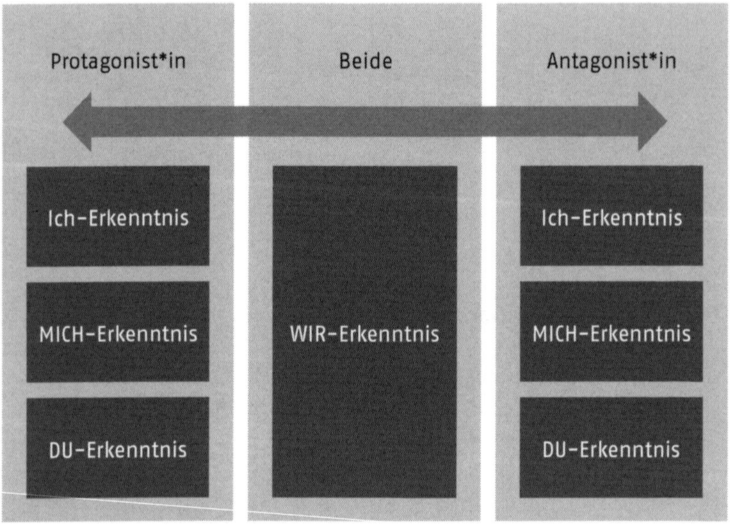

Abbildung 22: Effekte des Rollentauschs

Die Ich-Erkenntnis gemeinsam mit der MICH-Erkenntnis hilft, Introjektionen zurückzugeben bzw. Verleugnungen abzubauen. Die Protagonist*innen sehen sich mit den Augen des Gegenübers und erkennen dadurch leichter, was nicht zu ihnen gehört, bzw. was aus der eigenen Perspektive bislang nicht gesehen werden konnte. Gleichzeitig vermittelt der Rollentausch eine DU-Erkenntnis, die dafür sorgt, dass Projektionen relativiert werden können. In der Rolle der Antagonist*innen erkennen die Protagonist*innen, was nicht zu ihnen gehört, sondern nur auf sie projiziert wurde. Dasselbe gilt vice versa für die Antagonist*innen.

Durch den mehrfachen Rollentausch hin und her entsteht eine Beziehungserkenntnis: So sind wir gemeinsam. Je öfter die Rollen miteinander getauscht werden, desto mehr tritt die Beziehung in den Vordergrund und die beiden Einzelpositionen werden blasser. Die Beziehungsebene steigt aus der Tiefe des Wassers an die Oberfläche.

Durch den Rollentausch wird die Kausalitätsorganisation sichtbar (Krüger 2003). Damit können Ursache-Wirkungs-Zusammenhänge exploriert werden.

> »Rollentausch ist dann indiziert, wenn es darum geht, das bestehende Gleichgewicht zwischen Anpassung und Selbstverwirklichung zu überprüfen, und darum, die beziehungsbezogene Rollen- und Selbstentwicklung zu fördern durch Beziehungsklärung und neue angemessene Beziehungsgestaltung« (Krüger 2003, S. 93).

Ein realer Rollentausch ist im Monodrama nicht möglich, da nur Protagonist*in und Therapeut*in anwesend sind. Möglich ist aber der stellvertretende Rollentausch, wenn die Therapeut*innen bereit sind, in der Szene der Protagonist*innen durchgängig mitzuspielen. Der erste Schritt wurde bereits beim Rollenwechsel im sozialen Atom beschrieben: Befinden sich im Rahmen einer Stühlearbeit Protagonist*in P in der Rolle von Antagonist*in A, nimmt Therapeut*in T die Rolle von Protagonist*in P ein. Komplexer wird es, wenn die Protagonist*innen wieder in ihren eigenen Rollen sind, und es einen wichtigen Aspekt aus der Antagonist*innenrolle gibt, der im Rollentausch ausgesprochen werden sollte. Hierzu stellt sich Therapeut*in T hinter den Stuhl von A.

Der unterschiedliche Grad, sich in eine Rolle hineinzubegeben, macht den Protagonist*innen deutlich, dass die Therapeut*innen mehr die Protagonist*innen als die Antagonist*innen unterstützen.

In der Rolle der Protagonist*innen können die Therapeut*innen als Doppelgänger die Rolle etwas betonen, stärker ausspielen, auch Dinge stellvertretend aussprechen, die die Protagonist*innen selbst vielleicht in Ansätzen spüren, sich aber noch nicht zu zeigen oder auszusprechen wagen. Dies führt zu einer größeren Selbstverwirklichung und kann letztlich auch dabei helfen, Introjektion abzuschwächen (Krüger 2003, S. 99).

Störungsorientierter Rollentausch bei Beziehungsproblemen

Der störungsorientierte Einsatz des Rollentauschs ist besonders dann hilfreich, wenn Menschen Probleme im Bereich ihrer Beziehungen haben. Die Wahrnehmung des ICH, des DU, aber eben besonders auch des WIR werden durch die Psychodramatechnik Rollentausch befördert.

Die Mentalisierungsfähigkeit wird in allen Bereichen gestärkt:

- Verbesserung der Selbstwahrnehmung
- Förderung der Fremdwahrnehmung und Empathie
- Selbst-Objekt-Differenzierung
- Beziehungserkenntnis

Die Patient*innen müssen allerdings dafür ein echtes Konfliktlösungsinteresse haben und auch die dafür notwendigen Kompetenzen (Schacht 2003) sowie Strukturniveaus, sonst gelingt der Rollentausch nicht. Eine besondere Dynamik haben häufig Patient*innen mit menschenverursachten Traumafolgestörungen. Sie zeigen das Bedürfnis zu verstehen, warum ihnen die Menschen, dieses Trauma angetan haben. Sie versuchen sich deswegen in die Täter*innen hineinzuversetzen, weil sie sich ihre Welt nicht mehr erklären können. Dies ist jedoch eine Kontra-Indikation für einen Rollentausch, da er die Identifikation mit den Täter*innen verstärkt und damit potentiell schwere Re-Traumatisierungen auslösen kann (Stadler 1999).

Indirekter Rollentausch bei gravierenden Beziehungsproblemen

Beispiel Manuela:

Manuela, eine 37-jährige Patientin, kommt wegen Antriebs- und Sinnlosigkeitsgefühlen in Therapie. Sie ist depressiv gestimmt, lässt dieses Gefühl aber nicht erlebbar werden. Sie schweigt, wartet ab, bis sie vom Therapeuten etwas gefragt wird, dann antwortet sie. Sie erzählt, dass ihre Mutter vor ein paar Jahren unmittelbar vor der Geburt ihrer Tochter verstorben sei. Ruhig berichtet sie, dass sie ihre Mutter vermisse, da sie sie nicht fragen könne, wie das mit kleinen Kindern sei. Sie erzählt auch auf Nachfrage Situationen aus ihrer Kindheit, die sehr belastend waren. Sie hatte eine körperliche Erkrankung, die ihr bis zum 20. Lebensjahr massive Magenbeschwerden verursacht hatte. All dies berichtet sie nahezu ohne sichtbaren Affekt. Ihre Ehe sei nicht gut, sie genieße es, wenn sie ein- oder zweimal im Jahr zusammen mit Freundinnen ein Wochenende eine Auszeit nehmen könne. Als die Sprache auf ihre 4-jährige Tochter kommt, ist sie jedoch berührt. Sie macht ihr Vorwürfe, dass durch ihre Geburt ihr Leben zerstört worden sei. Durch das Ausmaß ihres Dammrisses bei der Geburt habe sie seither bei jedem sexuellen Kontakt Schmerzen.

Obwohl sich viele Themen bei der Patientin angeboten haben, war das einzige, bei dem sie Emotionen zeigen konnte, das Thema mit ihrer Tochter. In der komplementären Gegenübertragung tat die Tochter dem Therapeuten leid. In der Hoffnung, dass sie Mitgefühl mit der Tochter entwickeln kann, wenn sie in ihrer Rolle ist, schlägt er ein Rollenspiel mit einem Rollentausch vor. Er sagt der Patientin, dass er, während sie in der Rolle ihrer Tochter ist, ihre Mutter-Rolle einnehme und ihren Text spreche, eventuell mit etwas deutlicherem Affekt.

Manuela beginnt in ihrer eigenen Rolle. Ihr gegenüber steht ein leerer Stuhl, auf dem sie sich ihre Tochter vorstellt. Sie spricht ruhig: »Du hast mein Leben zerstört. Du kannst nichts dafür, ich würde dir das auch so nie sagen, aber ich fühle es so. Ich kann dich nicht in den Arm nehmen, nicht in meiner Nähe haben, ich mache dich dafür verantwortlich!«

Dann tauscht sie die Rolle mit ihrer Tochter. Der Therapeut nimmt dazu ihre Rolle ein, nimmt sich etwas Zeit dafür, denn der innere Widerstand, sich in so ein ablehnendes Gefühl gegenüber der kleinen Tochter einzufühlen, ist groß. Er wiederholt schließlich, markiert das Gesagte aber: »Ich kann dich nicht in meiner Nähe haben, du hast mein Leben zerstört.« Manuela in der Rolle der Tochter bleibt äußerlich ungerührt und reagiert scheinbar nicht auf das Gehörte. Sie antwortet der Mutter mit kindlicher Stimme: »Ich möchte mich gerne ab und zu an dich hin kuscheln. Wenn ich krank bin, möchte ich gerne, dass du meine Hand hältst.«

Zurück in der eigenen Rolle sagt Manuela in Richtung ihrer Tochter: »Ich versuche so zu tun, damit du nichts merkst. Ich glaube, du merkst das auch wirklich nicht. Aber wenn du krank bist, vor allem, wenn du Magen-Darm-Probleme hast, dann möchte ich nur ganz weit weg davonlaufen.«

Der Rollentausch wird wiederholt. Der Therapeut wiederholt noch einmal in der Rolle von Manuela, sagt auch noch einmal den Satz »Du hast mein Leben zerstört.«

In der Nachbesprechung wirkt die Patientin weiterhin relativ gefühlsarm, sagt aber, dass sie erschöpft sei. »Ja, so ist das, was ich empfinde.«

Das Rollenfeedback der Patientin zur Rolle der Tochter bleibt dünn. Zu ihrer eigenen Rolle betont sie noch einmal, dass sie das ihrer Tochter natürlich so nie sagen würde. Der Therapeut sagt als Rollenfeedback, dass es ihm schwergefallen sei, so vorwurfsvoll zur Tochter zu sein. Er habe ein schlechtes Gewissen gehabt, solche Dinge zu fühlen und zu sagen.

14 Tage später kommt die Patientin wieder und berichtet, dass sie mit ihrem Ehemann gesprochen habe. Sie werde ausziehen und sie lasse ihre Kinder bei ihrem Mann. Sie brauche Abstand, weil sie selbst nicht länger wolle, dass sie diese Aggression auf ihre Kinder, und vor allem auf ihre Tochter, habe. Sie müsse erst mit den anderen Beziehungen klarkommen, mit dem Tod ihrer Mutter, mit der Erkenntnis, dass ihr Ehemann sie geringschätze und sie sich deswegen von ihm trennen wolle. Sie schaffe nicht auch noch die Beziehung zu ihrer Tochter.

Durch einen Rollentausch werden tiefgehende Prozesse in den Patient*innen angestoßen, die auf den unterschiedlichen Ebenen (ICH, DU, WIR) wirken können. Nicht immer ist die Reaktion dabei so radikal wie in dem Beispiel Manuelas. Meist sind es schlicht neue Erkenntnisse, die in den Alltag integriert werden können und die zuvor anstrengende Beziehungen entlasten. Entscheidend für das Funktionieren des Rollentauschs ist, dass sich im Einzelsetting Patient*in und Therapeut*in beide auf ihre Rollen einlassen und diese so authentisch wie möglich ausspielen. Damit die Beziehung deutlich spürbar wird, sind mehrere aufeinanderfolgende Wechsel nötig.

Epilog Beispiel Manuela:
Die Patientin ist ausgezogen, die Kinder sind beim Vater geblieben. Nach dem Auszug konnte Manuela von den zahlreichen Beziehungstraumata durch ihren Ehemann berichten, durch die sie gedemütigt wurde. Als nächstes konnte sie Schritt für Schritt das Idealbild ihrer verstorbenen Mutter realistisch werden lassen, ihre Enttäuschung formulieren und sich langsam ihrer Wut nähern. In dieser Zeit hat sie ihre Kinder regelmäßig gesehen, konnte eine liebevolle und nahe Beziehung zu ihnen aufbauen und musste nicht mehr weglaufen, wenn diese krank waren.

Die letzte Begegnung – Abschiednehmen mit dem Rollentausch

Der US-amerikanische Psychodramatiker Adam Blatner (2001) hat ein Vorgehen beschrieben, das sich zum Abschiednehmen im therapeutischen Kontext eignet (Stadler et al. 2019, S. 126 ff.). Für die von ihm so genannte *letzte Begegnung* spielen die Therapeut*innen jeweils in einer der beiden Rollen mit.

Voraussetzung für diesen letzten Abschied ist die innere Bereitschaft der Protagonist*innen, sich auch wirklich verabschieden zu können und zu wollen. Unerledigte Geschäfte zwischen den beiden beteiligten Personen, der oder dem jeweiligen Protagonist*in und der Person, die verabschiedet werden soll, verhindern die erfolgreiche Umsetzung dieser Intervention.

Zu Beginn werden zwei sich gegenüberstehende Stühle aufgestellt. Ein Stuhl ist der Protagonist*innenstuhl, der andere ist für die Person, die verabschiedet werden soll. Zunächst erzählt der oder die Protagonist*in noch neben den Stühlen etwas über die zu verabschiedende Person (»Es handelt sich um …, ich habe ihn/sie zuletzt gesehen am …, es geht dabei um…, er/sie ist … Jahre alt, ich möchte mich verabschieden, weil …«).

Der oder die Protagonist*in nimmt nun auf dem eigenen Stuhl Platz, der oder die Therapeut*in auf dem der zu verabschiedenden Person.

Für den folgenden Ablauf gibt es zwei Versionen, eine kürzere und eine längere. Je nach Indikation und verfügbarer Zeit kann die eine oder die andere gewählt werden.

Kurzversion[23]*:*
Der Protagonist erzählt in der Ich-Form zunächst der Antagonistin (z. B. der verstorbenen Mutter, einer ehemaligen Lebensgefährtin, etc.), was er mit ihr erlebt hat (»Ich habe mit dir … erlebt«). Der Therapeut ist währenddessen in der Rolle der Antagonistin und hört aktiv zu. Wenn nötig, stellt er Verständnisfragen aus der Rolle oder solche, die das Gespräch, bzw. den Erzählfluss, aufrechterhalten. Es gibt während dieser Zeit keine Interventionen aus der Leitungsrolle. Danach tauschen beide die Rollen, der Protagonist wechselt in die Rolle der Antagonistin (Stuhlwechsel), der Therapeut wechselt aus der Rolle der Antagonistin in die Rolle des Protagonisten. Die Leitungsrolle bleibt nach wie vor unbesetzt.

Sodann erzählt die Antagonistin (Protagonist in der Rolle der Mutter, Lebensgefährtin, etc.) aus ihrer Sicht (»Ich habe mit dir … erlebt«). Der Therapeut in der Protagonisten-Rolle hört wiederum aktiv zu, stellt Verständnisfragen oder solche, die das Gespräch aufrechterhalten. Dann tauschen beide wieder zurück, und der Protagonist erzählt in der eigenen Rolle (»Das hast du mir bedeutet …«), der Therapeut in der Antagonistin-Rolle hört wiederum nur aktiv zu. Danach wieder Rollentausch, und der Protagonist erzählt in der Antagonistin-Rolle (»Das hast du mir bedeutet …«).

Zum Abschluss wechseln beide wieder in ihre Ausgangsrollen zurück, der Protagonist wieder in seine eigene Rolle und der Therapeut wieder zurück in die Therapeuten-Rolle. Der Stuhl der Antagonistin bleibt am Ende leer.

In diesen Positionen geben beide Personen ein Rollenfeedback dazu, was sie in beiden Rollen, auf dem Stuhl des Protagonisten und auf dem Stuhl der Antagonistin, innerlich erlebt haben.

23 Die Intervention wird aus Sicht eines männlichen Protagonisten, der sich von einer Frau verabschiedet, mit einem männlichen Therapeuten geschildert.

Langversion:
Die ausführliche Version vertieft das Erleben noch mehr, braucht aber ca. die doppelte Zeit. Die Aufstellung und die Instruktionen sind dieselben, nur dass der Therapeut jeweils das in der Rolle des Protagonisten und der Antagonistin Gehörte noch einmal wiedergibt, sodass der Protagonist es auch jeweils real hören kann.

Die Langversion wird aufgrund der langen Dauer selten gemacht, und in der Regel ist die Kurzversion auch bereits intensiv genug. Das Gespräch in den verschiedenen Rollen ergibt einen emotional dichten Erzähl-Teppich.

Die Intervention *Der letzte Abschied* ist im eigentlichen Sinne ein ausführlicher, strukturierter innerer Dialog der Protagonist*innen zwischen seinen oder ihren Selbst- und Objektrepräsentanzen, d.h. inneren Bildern zu sich selbst und dem oder der jeweiligen Antagonist*in.

Der Traum auf Objekt- und Subjektstufe

Träume können sehr gut mit den Methoden des Psychodramas aufgestellt und exploriert werden (Stadler 2015; 2020). Monodramatisch kann ein Traum auf der Zimmer- und auch auf der Tischbühne dargestellt werden. Rollenwechsel und Rollentausch fallen leichter auf der Zimmerbühne, doch der Überblick, den die Tischbühne ermöglicht, ist ebenfalls von Nutzen für die Protagonist*innen. So bietet sich eine Kombination aus beidem an. Der Traum wird auf der Tischbühne aufgestellt, und einzelne Stellen werden von den Protagonist*innen gemeinsam mit den Therapeut*innen punktuell auf der Zimmerbühne mit Rollenwechsel und Rollentausch beleuchtet.

Dazu wird zunächst die Traumlandschaft aufgebaut. Aus dem Zeitverlauf der Traumhandlung wird dabei Raum auf der Tischfläche, damit der ganze Traum in seinem Verlauf Stück für Stück sichtbar wird. Es wird eine Schnur für die Zeitachse gelegt, an der entlang die verschiedenen Stationen aufgestellt werden. Alle Rollen werden ausführlich exploriert, indem die Protagonist*innen ihre eigene Figur mit durch die Traumszene bewegen und aus der 1. Person sprechen, sowohl in der eigenen Rolle als auch aus den anderen Rollen (Abb. 23–25). Um deutlich zu machen, welche Figur spricht, wird jeweils ein Finger auf die aktive Figur gelegt. Das Handeln im Traum setzt permanente Rollenwechsel voraus und hilft den Protagonist*innen dabei, die Subjekt- als auch die Objektstufe bei der Traumarbeit zu aktivieren (Stadler 2015).

Die *Objektstufe* im Traum besagt, dass alle Personen, die im Traum vorkommen, einen Bezug zu real lebenden Personen haben. Träumt eine Protagonistin also von ihrem Vater, hat es mit ihrem realen Vater zu tun, also mit ihrem sozialen Atom. Die *Subjektstufe* dagegen besagt, dass alles, was im Traum vorkommt, ein eigener, innerer Anteil ist. In diesem Fall hätte der Vater im Traum nichts mit ihrem realen Vater zu tun, sondern mit einer väterlichen Seite von ihr selbst, also dem kulturellen Atom.

Analog gilt dies für alles, was im Traum vorkommt, also auch für Gedanken, Gefühle, Gegenstände, Gebäude, Landschaften etc.

Die Therapeut*innen steigen mit ihren jeweiligen Protagonist*innen in das szenische Handeln mit ein, und helfen ihren Protagonist*innen im Spiel und in den Interaktionen mit den Mitakteuren im Traum durch Rollenwechsel in die jeweiligen Rollen. Je interaktiver die Protagonist*innen ihren Traum durchspielen, desto mehr werden sie erleben, wo der Traum eher auf der Objekt-, und wo eher auf der Subjektstufe relevante Informationen bereithält. Am Ende steht die Botschaft: Das Alles bin ich.

In den Abbildungen 24 und 25 sind zwei Situationen zu sehen, in denen der Protagonist eingeladen wurde, jeweils eine Interaktion zwischen zwei Figuren auf der Zimmerbühne zu erleben. In Abbildung 24 war es der Protagonist zusammen mit seinem Großvater (Figur in der Mitte mit Mütze), in Abbildung 25 war es der Protagonist zusammen mit dem Fuchs. Ist genug Zeit vorhanden, macht es Sinn, so viele Bestandteile des Traumes wie möglich auch im körperlichen Rollenwechsel und Rollentausch zu beleben. Da dies aber je nach Traumlänge und Anzahl der vorhandenen Figuren sehr zeitintensiv ist, entscheiden sich die Protagonist*innen in der Regel für ein paar für sie zentrale Figuren.

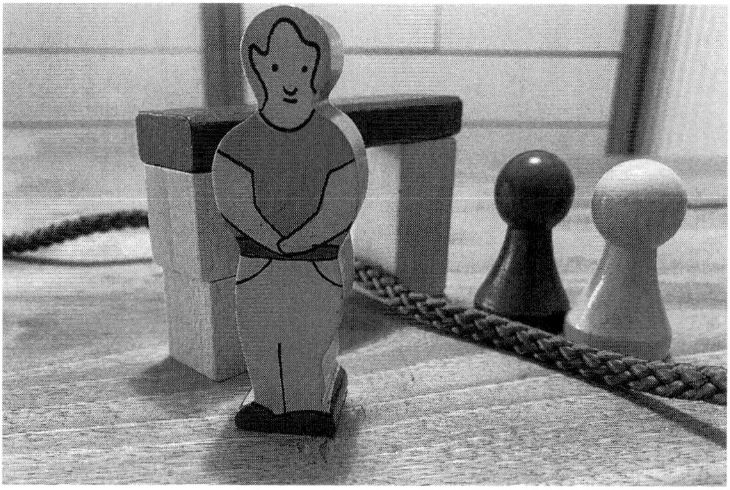

Abbildung 23: Traumbeginn

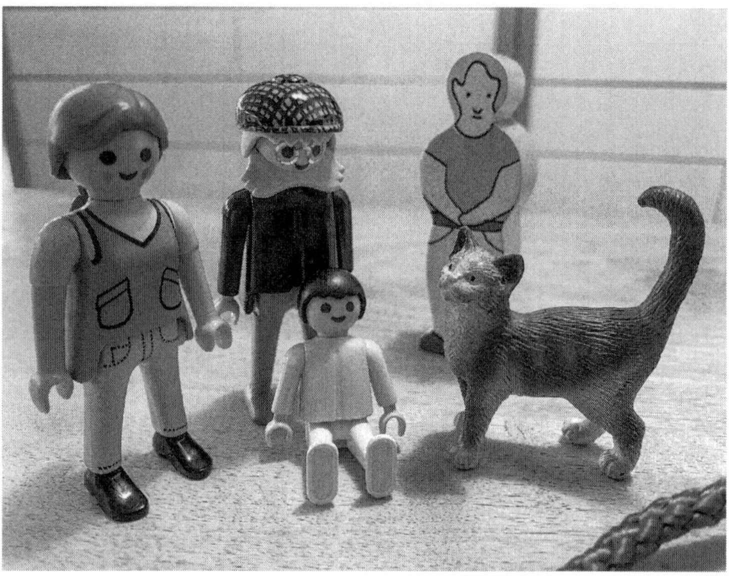

Abbildung 24: Traum Mittelteil

Handelt es sich um Traumfragmente, ist die Timeline entsprechend kurz, dann ist es günstig, wenn möglichst viele Details aus dem Fragment mit verschiedenen Objekten besetzt werden können. Zum Bei-

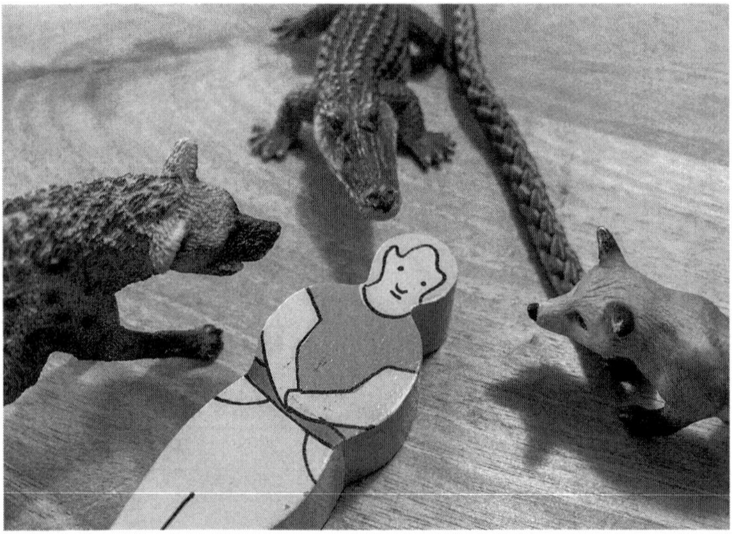

Abbildung 25: Traumende

spiel kann bei einem Traum vom Fliegen der Körper, die Gedanken, die Gefühle, die umgebende und tragende Luft sowie die Landschaft unten mit Objekten besetzt werden.

Bei Alpträumen oder allgemein unangenehmen Träumen oder solchen mit einem sehr bedrohlichen, abrupten Ende und bei Traumfragmenten bietet es sich an, den Traum weiterspielen zu lassen (Stadler 2020). Es kann der Traum im Wachtraummodus zu einem positiven Ende geführt werden oder es kann eine ergänzende Szene hinzugefügt werden. Letzteres ist besonders hilfreich bei Wiederholungsträumen.

Alternativ zu den beschriebenen, klassisch monodramatischen Traumspielen können mit Objekten aufgestellte Träume im Einzelsetting noch unter folgenden Gesichtspunkten bearbeitet werden:

- Der Bezug zum Alltagsleben kann besprochen werden: Was ist der Tagesrest[24] und warum träumt der oder die Träumende den Traum gerade jetzt?

24 Unter Tagesrest wird das verstanden, was vom real erlebten Tag sich eventuell im Traum wiederfindet, als Auftakt, als Thema, als Personen.

- Die Atmosphäre im Traum bekommt ein eigenes Symbol
- Die Energieverteilung zwischen den verschiedenen Elementen wird untersucht
- Die Protagonist*innen assoziieren zu den Bestandteilen des Traumes
- Die Symbolsprache des Traums wird zurückübersetzt in die Alltagssprache, dazu werden Traumsequenzen in eine alltagssprachliche Wahrnehmung transponiert: »Das ist so, als ob …«
- Es wird untersucht, ob im Traum ein Fortschritt gegenüber dem Alltagsleben gelungen ist oder was davon Wiederholung des Alltagslebens war.

Zusammenfassung spezifischen Vorgehens mit dem Rollentausch

Der Rollentausch ist eine Erweiterung des Rollenwechsels und setzt dementsprechend auch mindestens den Level eines gut integrierten Strukturniveaus (OPD-2) voraus. Soll ein Rollentausch im monodramatischen Setting zum Einsatz kommen, bedeutet dies, dass die Therapeut*innen bereit sein müssen, in Rollen mitzuspielen.

Der Rollentausch verschafft den Protagonist*innen neben der Erweiterung der ICH-Erkenntnis (»Wie bin ich?«), der MICH-Erkenntnis (»Wie sehe ich von außen aus?« bzw. »Wie sehen mich die anderen?«), der DU-Erkenntnis (»Wie ist die andere Person?«), besonders eine WIR-Erkenntnis (»Wie ist unsere Beziehung?«)

Das bedeutet, dass sowohl die Selbst- als auch die Fremdwahrnehmung und auch die Beziehungsregulation verbessert werden.

Der Rollentausch ist zusammenfassend bei folgenden psychischen Fragestellungen, Problembereichen oder Störungen hilfreich:

Gravierende Beziehungsprobleme und Bindungskonflikte

- Rollenspiel der Therapeut*innen über die subjektive Wirklichkeit der Protagonist*innen hinaus
- Mehrfacher Rollentausch

Trauer und Abschied
■ Die letzte Begegnung
Traum
■ Subjektstufe ■ Objektstufe ■ Weiterspielen von Träumen

4.7 Szenenwechsel

Der Szenenwechsel hilft bei der Mustersuche und damit bei Fragen wie »Was wiederholt sich wann und bei wem?« Er dient zur Schärfung der Wahrnehmung für Situationen, zur Förderung der Mentalisierung und zur psychischen Entlastung. Wie in Abbildung 26 erkennbar, kann die Szene in unterschiedliche Richtungen gewechselt werden. Ausgehend von einer Ausgangsszene, der Symptomszene in der Gegenwart, kann nach einer ähnlichen Szene in der Gegenwart oder der Vergangenheit gesucht werden oder aber es kann ein Blick nach vorne in die Zukunft gewagt werden.

Die Szenenwechsel im Rahmen der Amplifikation (4.8) und im Rahmen des Sharings (4.9) werden an anderer Stelle behandelt.

Beispiel Norbert:
Der 32-jährige Patient erzählt, dass er Probleme mit einem Kollegen am Arbeitsplatz hat. Dieser sei wahrscheinlich schon o. k., aber er stecke mit ihm in einem großen Rivalitätsthema, das ihn bis in seinen Nachtschlaf verfolge. Nachdem Norbert eine typische Szene mit seinem Kollegen als Szenenaufbau auf der Tischbühne aufgebaut hat, dort auch alles gut verstehen und erklären kann, fragt der Therapeut: »Das scheint mir so, als ob Ihnen so eine Szene nicht zum ersten Mal passiert?« Wie aus der Pistole geschossen, antwortet Norbert: »Ja, im Studium hatte ich auch schon einmal so eine Situation mit einem Kommilitonen!«

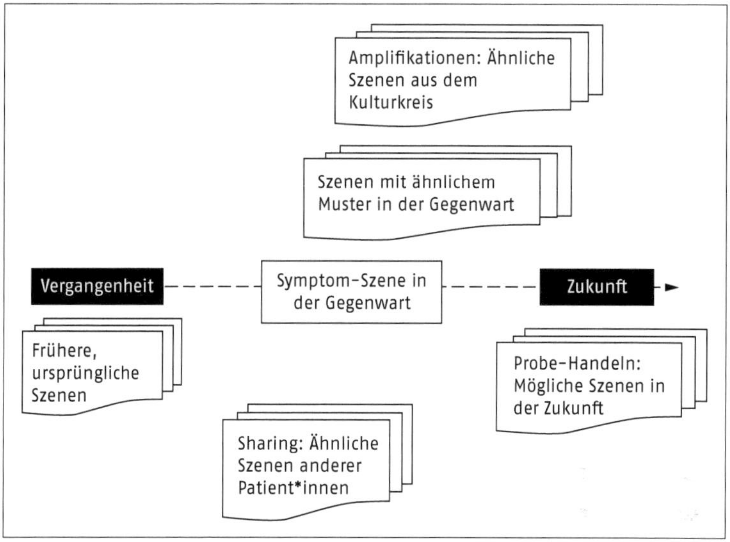

Abbildung 26: Mögliche Veränderungen zu einer Gegenwartsszene

Als beide Szenen nebeneinander auf der Tischbühne aufgebaut sind, erkennt Norbert schnell das gemeinsame Muster: »Das darf doch nicht wahr sein! Und da kommt es ja noch schlimmer, denn dazu gibt es noch eine Situation mit meinem Bruder. Ich war noch im Kindergarten, da war er bereits in der Schule. Ich wollte da auch mit und habe immer geweint, weil er was durfte und ich nicht. Das gab dann immer früher oder später ziemlichen Ärger mit meiner Mutter. Ich fand, die hat sich immer mehr um meinen Bruder gekümmert. Ich sollte so funktionieren.« Auch die dritte Szene kommt auf die Tischbühne. Nebeneinander stehen jetzt drei Szenen von Norbert, und er kann das Muster klar erkennen.

Es gibt zwei Varianten des Szenenwechsels, eine, bei der die Ausgangsszene abgebaut wird, bevor die neue Szene aufgebaut wird, und eine, bei der die ursprüngliche Szene stehen bleibt (Beispiel Norbert). Wenn genug Platz vorhanden ist, ist die zweite Variante meist eindrücklicher, da zwischendurch immer wieder eine Metaposition eingenommen werden kann, um das Muster besser zu erkennen. Der Aufbau auf der Tischbühne verleiht schnell Übersicht und Distanz. Ist der vorhandene Behandlungsraum groß genug, kann auch eine Stühlearbeit gemacht werden. Das Erleben wird intensiver, da die Protagonist*innen sich durch ihr Feld bewegen können und sich so auch das Muster somatisch erschließen kann (Embodied Cognition). Stellen sich die Protagonist*innen außerhalb des aufgestellten Feldes, können sie wie durch mehrlagige Folien durchblicken und erkennen so leichter, was zum Muster gehört und was nicht.

Szenenwechsel können, aber müssen nicht über mehrere Stationen erfolgen. Handelt es sich um eine psychodynamische Version des Monodramas, ist es angezeigt, den Szenenwechsel bis in eine genetische Szene hinein zu vollziehen.

Szenenwechsel in eine vergangene Szene

Ausgehend von der aktuellen Szene in der Gegenwart, der Symptomszene, wird über ein oder zwei Stationen in die ursprünglich belastende Szene (genetische Szene) gewechselt. Diese wird exploriert nach beteiligten Personen, situativen Bedingungen, Gefühlen und Impulsen. In dieser Szene wird zur Problemaktualisierung die Szene durch ein Spielen in den Rollen belebt, je nach Indikation mit oder ohne Rollenwechsel. Als nächster möglicher Schritt kann im Sinne der Lösungsorientierung eine für die Protagonist*innen zum Positiven hin veränderte Szenenvariante erarbeitet werden. Dieses positive Erleben wird in dem Szenenwechsel zurück in die Ausgangsszene »mitgenommen« und dort integriert (Abb. 27 Prozessmodell).

Nicht immer sind alle Schritte nötig. Manchmal ist den Protagonist*innen nach dem Spielen der veränderten genetischen Szene schnell klar, woher die Blockade kommt und wie sie anders damit umgehen können.

Dasselbe ist natürlich auch in Richtung Zukunft im Sinne eines *Probehandelns* möglich. So kann z. B. bei einem Angstgefühl vor einem nahenden Bewerbungsgespräch der Szenenwechsel in die

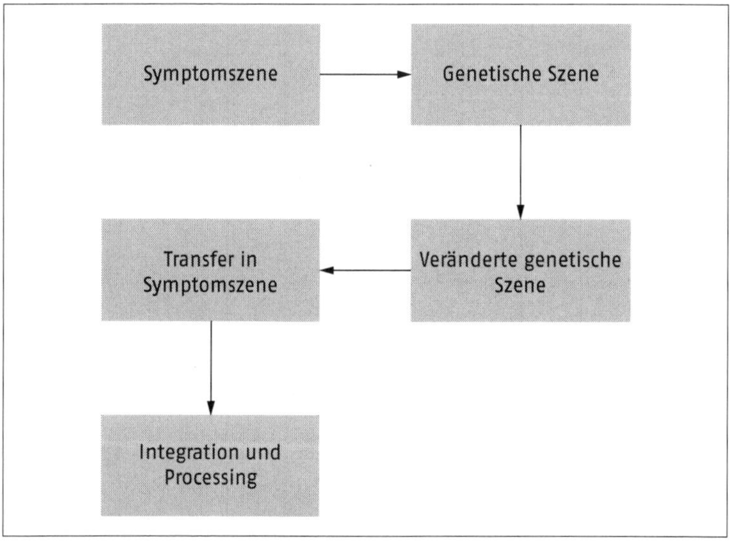

Abbildung 27: Prozessmodell beim Szenenwechsel

imaginierte Zukunft vollzogen werden. Die zukünftige Szene wird ausgespielt, und das Ergebnis wird dann in die Gegenwart integriert.

Störungsorientierter Szenenwechsel

Der störungsorientierte Einsatz des Szenenwechsels ist besonders dann hilfreich, wenn Menschen Schwierigkeiten dabei haben, das »eigentliche« Problem zu erkennen. Dies kann der Fall sein, wenn sie Probleme im Bereich der Selbst-, Fremd- und Beziehungswahrnehmung haben, aber auch, wenn sie aus Selbstschutzgründen das Thema in ein anderes Feld verschoben haben. Letzteres ist zum Beispiel der Fall bei somatoformen Störungen (Szenenwechsel zwischen Körper und Seele; ICD 10 F45) und bei isolierten Phobien (Szenenwechsel zwischen Phobie und ursprünglichem Schmerz; ICD 10 F40 und F41). Damit die Muster erkennbar werden durch den Einsatz des monodramatischen Szenenwechsels, ist eine Basiskompetenz an Mentalisierung und ein gut integriertes Strukturniveau (OPD 2) Voraussetzung.

Störungsorientierter Szenenwechsel bei Menschen mit somatoformen Störungen

Der ICD 10 beschreibt verschiedene Formen von somatoformen Störungen (ICD 10 F45). Allen gemein ist, dass der Körper die Bühne ist, auf der die Patient*innen ihre Probleme wahrnehmen. Im Einzelnen gehören zu den somatoformen Störungen:

- Somatisierungsstörung (F45.0)
- Undifferenzierte Somatisierungsstörung (F45.1)
- Hypochondrische Störung (F45.2)
- Somatoforme autonome Funktionsstörung (F45.3)
- Anhaltende somatoforme Schmerzstörung (F45.4)

Beispiel Otto:
Otto, ein 40-jähriger Patient, kommt von seiner Hausärztin geschickt in Therapie. Unter offensichtlichen Schmerzen nimmt er beim Erstgespräch Platz und antwortet auf die Frage, was ihn in Psychotherapie führe: »Ja, meine Hausärztin schickt mich. Mir tut seit Jahren alles weh, aber sie findet nichts. Ich war auch schon in der Röhre, auch nichts, mein Blutbild ist o.k., aber ich habe so oft Kopfschmerzen, mir tut mein Rücken so weh, und manchmal, so wie heute, auch die Gelenke.« In der Anamnese nennt Otto eine seit vielen Jahren enttäuschende Paarbeziehung sowie eine emotional karge Kindheit und Jugend. Nach ausführlicher Abklärung der somatischen Anteile und ausreichender Würdigung seiner körperlichen Beschwerden arbeitet der Therapeut mit Otto auf der Zimmerbühne. Er lädt Otto zu einer Stühlearbeit ein. Dazu stellt er vier Stühle auf, einen für Ottos Kopf, einen für den Schmerz und zwei für »Schmerzverursacher« (Abb. 28) Otto beginnt auf dem Stuhl für seinen Kopf, zieht den Schmerzstuhl ganz nah an sich heran und sagt: »Du blöder Schmerz, geh weg, warum tust du mir so weh?« Danach macht er einen Rollenwechsel mit dem Schmerz und fühlt sich in die Rolle ein: »Ich bin mächtig. Ich mache dir das Leben schwer! Immer, wenn du denkst, dass ich weg bin, bin ich plötzlich wieder da und quäle

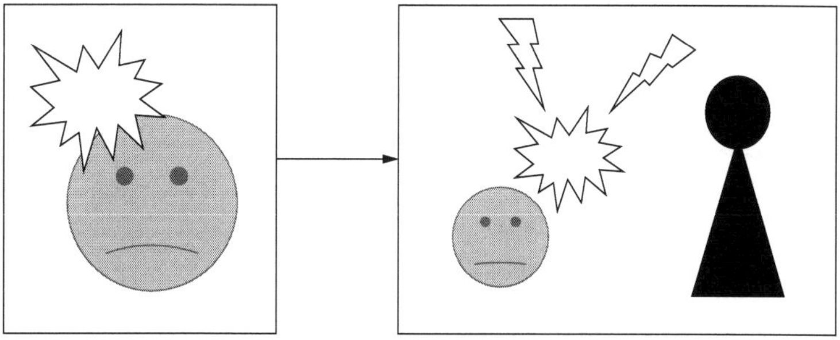

Abbildung 28: Szenenwechsel bei somatoformen Störungen
Die Bestandteile der Schmerzszene (links) werden identifiziert und differenziert (rechts). Das betroffene Organ und der Schmerz werden getrennt. In der Exploration des Schmerzes werden die »Schmerzverursacher« plötzlich identifizierbar. Der Patient kann immer wieder in die Mentalisierungsposition gehen (schwarze Figur rechts).

dich …« Der Therapeut bittet Otto zu sich, heraus aus der Schmerzrolle, und fragt Otto, ob er solche Aussagen, die der Schmerz getroffen hat, auch sonst kennt. Otto: »Klar, das könnte mein Mann auch sagen. Das würde er nicht laut sagen, aber ich erlebe ihn so mir gegenüber. Und mein Vater natürlich auch. Der ist schon gestorben, aber der hat mich immer aus dem Hinterhalt attackiert und mir Vorwürfe gemacht. Ich bin dann ja damals mit 15 Jahren ausgezogen.«

Das störungsorientierte monodramatische Modell besagt, dass die Patient*innen mit somatoformen Störungen aus Selbstschutz bereits einen Szenenwechsel in ihrem Alltagsleben vollzogen haben und mit diesem in Therapie kommen. »Lieber habe ich Kopfweh als eine schlechte Partnerschaft oder eine noch schmerzhaftere Erinnerung an meinen Vater«, könnte Otto formulieren.

In der monodramatischen Stühlearbeit wird demnach der von den Patient*innen bereits vollzogene Szenenwechsel von der psychischen Ebene auf die körperliche *rückgängig* gemacht (Desomatisierung). Indem die Patient*innen den Schmerz nach außen verlagern, können sie mit ihm kommunizieren und verstehen, aus welchen anderen, früheren Szenen die Botschaften kommen. Dort können sie dann bearbeitet werden. Wenn dies gelingt, ist der dysfunktionale Szenenwechsel auf die körperliche Bühne nicht mehr nötig.

Wenn diese Rückübersetzung einmal gelungen ist, kann auch mit einer Timeline im Sinne der Biografie-Arbeit mit den Patient*innen weitergearbeitet werden. Dazu wird ein Seil auf den Boden gelegt und eine Einteilung für das Lebensalter mit Moderationskarten gemacht (etwa 5-Jahres-Abstände). Auf der einen Seite legt der oder die Patient*in Symbole für die körperlichen Störungen (»Wann ist der Schmerz zum ersten Mal aufgetaucht?« »Wann war der Schwindel besonders schlimm?«) Auf der anderen Seite des Seils stehen Objekte für die Interaktionspartner*innen, die durch die Rückübersetzung identifiziert wurden. Die Patient*innen gehen dann die Stationen ab (Szenenwechsel) und können sowohl mit ihren Symptomen als auch mit den Beziehungspersonen in Dialog treten.

Eine Variante dazu ist, die Objekte für die Symptome und die auslösenden Personen auf eine Seite des Seils zu legen und auf die andere Seite Ressourcen zu legen.

Szenenwechsel bei Menschen mit isolierten Phobien und Panikattacken

Die isolierten Phobien wurden schon im Kapitel 4.5 *Rollenwechsel als Verhaltenstraining* vorgestellt. Anknüpfend an das Beispiel von Lisa (soziale Phobie) auf S. 115 (Kap 4.5) geht es im Folgenden darum, wie ein Szenenwechsel monodramatisch bei Menschen mit Phobien und auch bei Panikattacken hilfreich sein kann.

Panikattacken entstehen nach Krüger (2015, S. 261) dann, wenn Patient*innen ein »Zusammenbruch ihrer intrapsychischen Selbstorganisation« droht. »Sie erleben den drohenden Zusammenbruch ihres Abwehrsystems oft körperlich als vegetative Erscheinungen und suchen für ihre diffuse Angst vor dem Kontrollverlust oder Selbstverlust sekundär eine scheinbar rationale Erklärung. So wird zum Beispiel die diffuse, von Herzrasen begleitete Angst bei einer Herzphobie zur Angst, an einem Herzinfarkt zu sterben« (a. a. O., S. 262). Zu den möglichen, scheinbar unvorhersehbar auftretenden,

Symptomen zählen Herzrasen, Schwindel, Druckgefühle in der Brust, Atemnot, Hyperventilieren.

Grundvoraussetzung der Arbeit mit störungsorientierter Herangehensweise bei Angstpatient*innen ist, dass man als Therapeut*in nicht *gegen* die Angst argumentiert, sondern sich spielerisch, auch im Rollenwechsel mit der verängstigten Person und deren Selbstschutzverhalten, *identifiziert*. Das, was die Patient*innen tun, wird als sinnvoll für sie anerkannt.

Den isolierten Phobien und auch den Panikattacken liegen ebenso wie bei den somatoformen Störungen bereits ein Szenenwechsel zugrunde, der durch den monodramatischen Szenenwechsel auf der Bühne zurückübersetzt werden kann. Das Erleben aus der ursprünglich traumatisierenden oder belastenden Szene wird durch einen Szenenwechsel in ein harmloses Feld verschoben, wo die Gefahr mit großer (aber letztlich wirkungsloser) Kraft bekämpft wird. Krüger (2015) nennt dies den heldenhaften oder tapferen Kampf gegen die Angst.

Beispiel Paula:

Paula ist eine 42-jährige Patientin, die sich seit vielen Jahren »zusammenreißt«, damit die Panikattacken nicht die Kontrolle über ihr Leben gewinnen. Der Therapeut stellt für Paula in der Angstsituation einen Stuhl auf, und einen zweiten für die angstmachende Panikattacke. Nachdem die Szene zwischen den beiden angespielt und vom Therapeuten contained wurde, stellt der Therapeut zwei weitere Stühle auf, einen gegenüber von Paula, und einen neben ihr (Abb. 29). Der Stuhl ihr gegenüber, neben dem Angst-Stuhl, steht für ihr »selbstverletzendes Denken« oder die »innere Kritikerin« (Krüger 2015, S. 271), der Stuhl neben ihr steht für das innere, kleine Kind, das sich anpasst, brav ist, sich nichts anmerken lässt, das die Angst heldenhaft aushält. Gemeinsam mit der Patientin werden alle Positionen exploriert. Über das Alter des inneren Kindes entsteht meist die letzte Position noch dazu, die genetische Szene zwischen dem Kind Paula und der traumatisierenden Bezugsperson. Sodann stehen

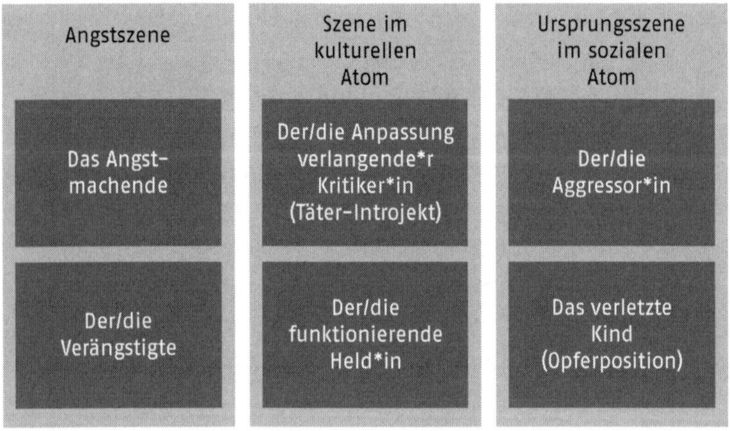

Abbildung 29: Szenenwechsel in der Angstbearbeitung
Die drei Szenen auf der Bühne, durch die das Muster erkennbar wird. Ist die frühe angstmachende Szene erkannt, kann sie bearbeitet werden und die Patient*innen brauchen den Rollenwechsel in die Angstszene in ihrem realen Leben nicht mehr zu machen.

drei Ebenen auf der Zimmerbühne: die Angstszene, die innere Szene in Paula und die ursprüngliche Szene mit den Interaktionspartner*innen.

Steht die Bühne in der beschriebenen Form, geht es vor allem darum, die Selbstrepräsentanzen (untere Zeile in Abb. 29), also die verängstigte Person, die heldenhafte Person und das verletzte Kind anzuerkennen und in ihren jeweiligen Leistungen zu würdigen. Die Patient*innen stehen außerhalb dieses Aufbaus als erwachsene Person, die den drei Patient*innenanteilen das zukommen lässt, was sie jeweils brauchen (Innere-Kind-Arbeit).

Schwellenangst

Ein weiteres sehr typisches Beispiel für eine Verschiebung eines interpersonellen Konflikts in die Körperebene der Angst ist folgendes:

Beispiel Rosa:
Rosa ist eine 35-jährige Patientin, die unter einer massiven Angst vor dem Autofahren auf Autobahnen leidet. Sie muss 30 Minuten zur Arbeit auf der Autobahn fahren, sonst wäre der Weg mindestens doppelt so lange und sie könnte ihre Kinder nicht rechtzeitig vom Kindergarten abholen. Sie stellt die Situation, wie sie im Auto sitzt und massive Angstzustände bekommt, auf der Tischbühne auf und spielt sie durch. Als Kritikerin sagt sie zu sich: »Stell dich nicht so an, wie blöd bist du denn?« und als heldenhafter Anteil antwortet sie: »Ich schaffe das schon, ich halte das noch aus.« Als der Therapeut frägt, wer noch so mit ihr spreche, beginnt sie zu weinen und erzählt, dass ihr Mann Alkoholiker sei und sie wiederholt geschlagen habe. Er würde sie ständig »runterputzen« und sie sage sich immer, dass sie noch durchhalten müsse, bis ihre Kinder groß seien. Als nächste, noch frühere Szene berichtet sie von der Trennung ihrer Eltern und der Angst, die sie als damals kleines Kind vor ihrem ebenfalls alkoholkranken Vater hatte.

Oft spüren Patient*innen, dass sie an einer Schwelle stehen, die eine Entscheidung verlangt, und die sie aktuell aber nicht glauben treffen zu können. Sie halten dann heldenhaft aus, und verbrauchen in diesem Anpassungsprozess meist genau so viel Energie wie durch die anstehende Veränderung. Die Autobahn als »Verschiebebahnhof« für innere Nöte eignet sich für Konfliktthemen, die sich um Ausstiegsprozesse drehen, sehr gut, da eine Autobahn nur bei Abfahrten in größeren Abständen verlassen werden kann. Man kann nicht umdrehen, nicht zwischendurch stehenbleiben, es gilt: weiterfahren, durchhalten … oder die nächste Ausfahrt nehmen. Hinzu kommt das Auto-mobil als Symbol eines autonomen, selbstgesteuerten Prozesses. Ist die Lage für die Betroffenen scheinbar ausgewogen ambivalent, stellt sich meist noch keine große Angst ein; dies ist erst der Fall, wenn ihnen die Entscheidung vorbewusst eigentlich klar ist. Hier kann eine Übung wie »Begegnung mit meinem zukünftigen Ich« (Stadler et al. 2019, S. 223 ff.) weiterhelfen.

Für die Ambivalenzphase kann auch monodramatisch an der Veränderungsmotivation (Stadler et al. 2019, S. 238 ff.) gearbeitet werden (Abb. 30):

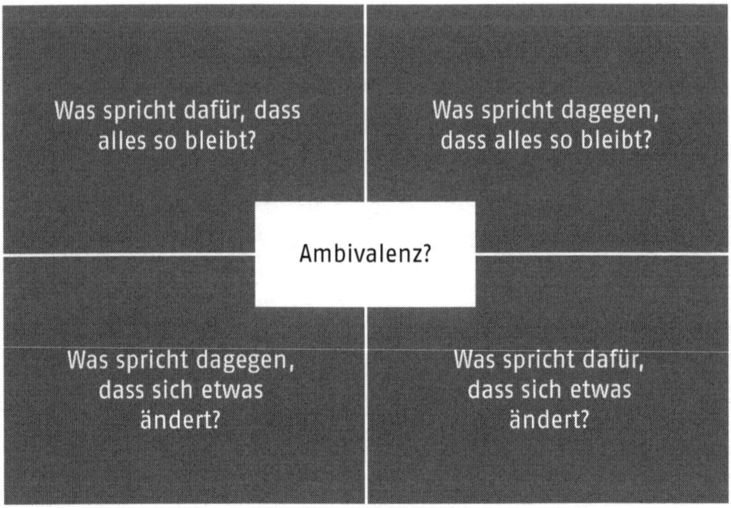

Abbildung 30: Veränderungswunsch und Aushalten bei Angst

Alle vier Quadranten werden exploriert, damit die Ambivalenz, die Entscheidungen und Handlungen blockiert, erkannt wird.

Zusammenfassung störungsorientierten Vorgehens mit dem Szenenwechsel

Der Szenenwechsel beinhaltet die vorhergehenden Monodrama-Techniken Szenenaufbau, Doppeln, Rollenwechsel im kulturellen und/oder sozialen Atom sowie das Spiegeln. Daher erfordert ein gelungener und wirkungsvoller Szenenwechsel auf jeden Fall den Level eines gut integrierten Strukturniveaus (OPD-2). Das Mustererkennen über mehrere Situationen hinweg braucht mindestens die Mentalisierungskompetenzen, die bereits der Rollentausch zur Voraussetzung hatte.

Gelingt den Protagonist*innen ein Szenenwechsel, kann dies Ge-

genwartskonflikte unter Umständen sehr schnell entspannen, da die Wurzeln in der Vergangenheit erkannt werden und Übertragungen so leichter zurückgenommen werden können. Gleichzeitig setzt das Erkennen eines Musters eine gewisse psychische Stabilität und Reflexionskompetenz voraus, damit dieser Effekt nicht als zusätzliche Belastung empfunden wird. Eine Einordnung eines Musters in Gedanken wie »Na toll, schon wieder, das ist mein Schicksal, aus dem ich nicht herauskomme …«, ist nicht hilfreich.

Eigene, fremde und gemeinsame Muster in Interaktionen zu erkennen schafft für Protagonist*innen Aha-Momente und verbessert damit auch ihre Beziehungsregulation.

Störungsorientiert abgewandelt ist der Szenenwechsel zusammenfassend bei folgenden psychischen Problembereichen oder Erkrankungen hilfreich:

Somatoforme Störung
▪ Von der Körperbühne zurück auf die psychische Bühne ▪ Identifizieren von Verursachern (»Das hört sich ja an/sieht ja aus wie …«) ▪ Biografiearbeit auf der Timeline
Isolierte Phobien und Panikattacken
▪ Der Alltagsszenenwechsel der Verschiebung wird rückgängig gemacht durch einen erneuten Szenenwechsel auf der Bühne (Stühlearbeit) ▪ Das verletzte Kind erkennt sein »eigentliches« Gegenüber Opfer-Täter-Erkenntnis
Schwellenangst
▪ Stühlearbeit zum Auffinden des eigentlichen Konflikts ▪ Veränderungsmotivation untersuchen

4.8 Amplifikation

Mit der Amplifikation (Vergrößerung) und dem Sharing (Teilen einer Erfahrung) des nächsten Kapitels schließt sich der störungsspezifische Kreis wieder in Richtung Szenenaufbau (vgl. Abb. 2).

Beide Techniken haben ein ähnliches Ziel und sie können verstanden werden als ein Szenenwechsel, der aus dem eigenen Betroffensein und dem eigenen Erfahrungskreis herausführt.

Amplifikation und Sharing betonen die »Universalität des Leidens«, die Yalom (1996) als einen der zentralen Wirkfaktoren von Psychotherapie identifiziert hat. In der Amplifikation erfahren die Protagonist*innen, dass sie nicht allein mit ihrem Leiden sind, sondern dass es menschheitsgeschichtlich überlieferte Geschichten gibt, die das je eigene Schicksal zu einem mit anderen geteilten macht. »Amplifikationen sind Interaktionen und Narrationen aus Märchen und gesellschaftlichen Zusammenhängen, deren Sinn dem Konflikt des Patienten gleicht. Der Patient erkennt sich in dem Helden oder der Heldin der Geschichte wieder. Das hilft ihm, in seinem Konflikt innerlich die Perspektive zu wechseln, sich mit seinem individuellen Konflikt nicht aus der menschlichen Gemeinschaft ausgeschlossen zu fühlen und auf diese Weise seinen eigenen Gefühlen und Wünschen leichter Berechtigung zu geben« (Krüger 2015, S. 315).

Das Märchen von Hänsel und Gretel der Gebrüder Grimm ist ein Trost für Menschen, die sich in einer Patchworkkonstellation verlassen fühlen. Das biblische Gleichnis vom verlorenen Sohn schafft ein Gefühl von Verständnis für eine Person, die sich Gnade statt Gerechtigkeit von einem Vater erhofft, und der griechische Mythos von Sisyphos ist eine geteilte Erfahrung für Menschen, die sich an schweren Aufgaben verausgaben. Diese kulturellen Konserven, wie Moreno sie nannte, schaffen einen unterstützenden Referenzrahmen für das eigene Leid, indem sie vermitteln: Mir geht es so, wie es schon vielen anderen vor mir gegangen ist, und vermutlich auch vielen nach mir gehen wird. In der monodramatischen Arbeit kann diese Ebene gemeinsam von Therapeut*in und Protagonist*in erforscht und benannt werden.

Ist die aktuelle Symptomatik oder der aktuelle Konflikt beschrieben, die Ausgangsszene aufgebaut (4.1), und nach einer Explorationsphase eventuell sogar auch schon ein Szenenwechsel vollzogen (4.7), kann die nächste Ebene, die Amplifikation, von den Therapeut*innen erfragt werden: »Wenn Sie Ihre Aufstellung oder Szene hier betrachten, fällt Ihnen dazu vielleicht eine vergleichbare Geschichte aus der

Literatur oder einem Märchen oder eventuell auch aus einem Theaterstück ein?«

Fällt den Protagonist*innen nichts ein, können durchaus auch Vorschläge von Therapeut*innenseite gemacht werden. Durch diesen gemeinsamen Suchprozess (Doppelfunktion 4.2) fühlen sich die Protagonist*innen in ihrem Leid meist gut verstanden. Es müssen nicht immer konkrete Geschichten sein, manchmal hilft auch das Benennen allgemeiner sozialer Rollen, so verwendete ein Patient unlängst spontan folgendes anschauliche Bild als Amplifikation: »Mein Ex-Schwiegervater und meine Ex-Frau, da war ich der Knecht, schon mit materiellen Vorteilen, wie ein goldener Käfig eben, nein, es war ein Knast!«

Störungsspezifische Amplifikation bei Menschen mit narzisstischer Akzentuierung

Menschen mit narzisstischer Akzentuierung und auch bei Vorliegen einer narzisstischen Persönlichkeitsstruktur (ICD10 F60.8) folgen einer ausgeprägten, inneren Selbstschutzlogik. Sie schützen sich vor Verzweiflung und unter Umständen massiven Selbstwertkrisen. Wie der Vater des Mädchens bei Rumpelstilzchen geben sie sich ein »Ansehen« (»Meine Tochter kann Stroh zu Gold spinnen«) und kompensieren damit das Gefühl von Kleinheit (»Wenn meine Tochter den König heiratet, wird vergessen, dass ich eigentlich nur ein armer Bauer bin«). Sie können sich in der kompensatorischen großen Als-ob-Welt (»Mein Haus, mein Auto, mein Boot, mein Pferd«) groß, stabil und wertvoll fühlen, allerdings um den Preis, dass sie dem eigenen kleinen, verletzlichen und meist früh verletzten Anteil keine Beachtung schenken. Der verletzte Anteil ist dann die Achillesferse der Patient*innen, die sich immer zu Wort meldet, wenn der große, kompensierte Anteil z. B. durch eine Kritik in Zweifel gezogen wird. Der störungsspezifische Szenenaufbau bei einer Stühlearbeit könnte z. B. dann sein, dass mit den Patient*innen diese beiden Teile herausgearbeitet werden, der »große« und der »kleine« oder der kompensierende und der verletzte Anteil. Dazu wird unter den Patient*innenstuhl eine kleine Figur gelegt für den verletzten Anteil, der geschützt werden muss. Als nächsten Schritt kann der oder die Patient*in auf einen anderen, den gesunden Stuhl, gebeten werden. Damit können die Patient*innen drei Positionen explorieren, denn es stehen der kompensierte, der verletzte sowie der gesunde Anteil. Alle werden in ihrem Dasein von Therapeut*innenseite bestätigt.

Beispiel Simon:
Simon ist ein 40-jähriger spielsüchtiger Patient, der sich sowohl in seinen gesundheitsorientierten als auch in seinen destruktiven Anteilen grandios gibt. Er sagt zum Therapeuten: »Das sind ausgezeichnete Ideen, die Sie da haben. Ich habe mir das auch schon alles überlegt, aber da bin ich zu schlau dafür, das klappt bei mir nicht.« Er signalisiert seine Größe, an die der Therapeut nicht heranreichen kann. Gleichzeitig spricht er davon, was er für unglaubliche berufliche Erfolge haben könnte, wenn er seiner erlernten Tätigkeit nachginge. Real macht er eine kleine Vertretertätigkeit und hat aufgrund von Schulden ständig Angst um seine Existenz, wie Willy Loman aus dem »Tod eines Handlungsreisenden« (Miller 2008). Der Therapeut bietet dem Patienten zwei Amplifikationen an, einmal Willy Loman als Versuch, auch die Angst vor dem Scheitern, und damit den kleinen, verletzten Anteil, schon mit zu thematisieren und als zweites Superman, der alles schaffen kann, was seine eigentliche Bestimmung ist. Simon: »Ja, Superman, so fühlt sich das an, wenn es richtig gut läuft, es ist wie fliegen und gut sein für die Welt. Wenn die anderen Superman sehen, fühlen sie sich sicher.« Für den Superman legt der Therapeut ein Bild von Superman auf den Tisch. Der Patient nimmt das Bild in die Hand und sagt: »Ich liebe dieses Gefühl, aber leider habe ich nicht immer diese Tage, manchmal fühle ich mich einfach scheußlich, wie ein Versager, gar nicht erwachsen.« Therapeut: »Dann braucht ja dieses kleine Kind, das sich so schlecht fühlt, manchmal einen Superman als Schutz oder vielleicht noch etwas anderes?« Simon hat immer noch das Bild in der Hand, schaut jetzt wirklich wie ein kleines,

traurigges Kind: »Das ist jetzt etwas peinlich, aber klar, so ein Superman ist dann schon toll, der kann mich begeistern. Und bei der Mama auf dem Schoß sitzen wäre auch eine Option, aber nicht bei meiner Mutter. Die hat mich ja nie berührt, also vielleicht eine Oma.« Therapeut: »Das ist ein gutes Gefühl so als Superman, das kann ich nachfühlen. Das sind ja wie zwei parallele Szenen, die Sie jetzt benannt haben, die Superman-Versagerszene und die Mama-kleiner-Simon-Szene. Ich würde vorschlagen, dass es neben dem Kind, das sich wie ein Versager fühlt, und Superman noch eine dritte Position geben kann. Der Teil, der sich weder als Versager noch als Superman fühlt, sondern als der Simon, der sich mit sich wohl fühlt, so wie er ist. Wie könnte der Anteil denn heißen?«

Die Therapeut*innen teilen die Größenphantasien in der Amplifikation, argumentieren nicht dagegen und ermöglichen so den Patient*innen, selbst den kleinen, verletzten Anteil zu erkennen und zu beleben. Dies kann durch einfühlendes Doppeln des grandiosen Anteils unterstützt werden (Therapeut*in: »Wenn ich mich so als Superman fühle, ist das toll. Ich bin stark, alle sind stolz auf das, was ich mache.«)

Szenenwechsel bei Übertragungskonflikten in der Beratung und Behandlung

Übertragungen sind keine Störungen im Sinne der ICD 10, aber sie behindern, wenn sie allzu heftig sind, die Behandlungs- und Beratungsprozesse. Können sie erkannt und verstanden werden, helfen sie den Patient*innen und Therapeut*innen, die Psychodynamik der Patient*innen besser zu verstehen. Durch die Zurücknahme von Übertragungen werden Beziehungen authentischer und realitätsangemessener.

Um die verschiedenen Ebenen von Beziehungen sichtbar werden zu lassen, werden die Ebenen in Paarungen hintereinander dargestellt (Abb. 31). Die Patient*innen nehmen dann gemeinsam mit den

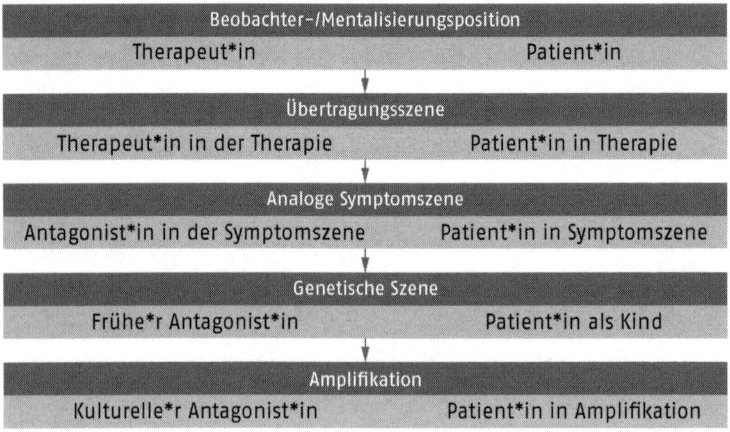

Abbildung 31: Aufbau einer Beziehungsskulptur

Therapeut*innen eine Position außerhalb der Szene (Spiegel- oder Mentalisierungsposition) ein und blicken quasi durch die verschiedenen Konstellationen wie durch durchsichtige Folien. Ähnlichkeiten werden erkennbar und das Muster kann identifiziert werden.

Eine solche Beziehungsskulptur kann monodramatisch auf der Zimmerbühne beispielhaft mit einer Therapeutin und einem Patienten wie folgt durchgeführt werden:

1) Auf der Zimmerbühne nehmen Therapeutin und Patient zunächst die Beobachter- oder Mentalisierungsposition ein. Ihnen gegenüber sind mit zwei Stühlen oder Bodenankern zwei Positionen markiert.
2) Im nächsten Schritt begibt sich der Patient in seine Position im Rahmen der Therapie (Übertragungsszene). Er zeigt, welche körperliche Haltung seine innere Lage in der Beziehung am besten ausdrückt. Danach verlässt er die Szene wieder und begibt sich in die Beobachtungsposition.
3) Die Therapeutin geht nun auf die gezeigte Position des Patienten und spiegelt ihm als Stellvertreterin diese Position, in dem sie dieselbe Haltung wie dieser zuvor einnimmt. Auch sie verlässt dann wieder die Szene.

4) Der Patient zeigt als nächstes, wie er die Therapeutin in der therapeutischen Situation empfindet und macht dies wieder somatisch vor. Auch hier spiegelt die Therapeutin anschließend.
5) Dann zeigt die Therapeutin das Zusammenspiel der beiden Positionen, indem sie nacheinander beide Haltungen einnimmt.
6) Der Patient gibt danach beiden Positionen noch einen Text, eventuell wie in einem Comic in zwei Sprechblasen. Die gemeinsame Beziehung und die Sprechblase werden von der Therapeutin wiedergespiegelt.
7) Therapeutin und Patient überlegen in der Mentalisierungsposition gemeinsam, was sie dort für ein Bild sehen, sie geben der Beziehung einen Titel und suchen nach einer Amplifikation.
8) In der Mentalisierungsposition kann auch gemeinsam überlegt werden, wie der Patient möchte, dass sich die Beziehung verändert.
9) Auch kann von außen überlegt werden, an welche andere Konstellation aus dem Leben des Patienten diese gemeinsame Konstellation erinnert (Symptomszene).
10) Für die Exploration der genetischen Szene kann die Übertragungsfrage gestellt werden: »Woher kennen Sie das noch, dass jemand zu ihnen sagt,…?«
11) Gemeinsam wird von der Therapeutin und dem Patienten herausgearbeitet, was in der Übertragungsbeziehung Wiederholung und was Fortschritt ist, also inwiefern sich genetische Szene und die Übertragungsszene unterscheiden.
12) In der Beobachterposition kann die Therapeutin mit dem Patienten besprechen, in welchen Äußerungen, Verhaltensweisen und Haltungen der Patient die Therapeutin gleich wie die frühere Bezugsperson empfindet, und wo sich diese unterscheiden.
13) Beide geben ein Rollenfeedback aus allen Positionen.
14) Die Therapeutin erzählt selektiv-authentisch, wo sie sich ähnlich wie die Übertragungsrolle empfindet, und wo sie einen Unterschied erlebt.

Für eine bessere Übersicht können die verschiedenen Positionen auf der Zimmerbühne mit Bodenankern oder Stühlen dargestellt werden.

Die Beziehungskultur kann auch auf der Tischbühne dargestellt werden; dort entfällt jedoch die körperliche Einfühlungsmöglichkeit *(Embodied Cognition)* der jeweiligen Positionen.

Das Herausarbeiten eines Differenzerlebens zwischen den verschiedenen Objektrepräsentanzen ist von entscheidender Bedeutung, soll sich die Übertragung nicht weiter störend im therapeutischen Prozess auswirken. D.h., die Patient*innen werden dabei unterstützt, den Unterschied zwischen dem Therapeuten und dem Vater oder zwischen der Therapeutin und der Chefin zu erkennen und zu benennen. Wenn es Gemeinsamkeiten gibt, ist es wichtig, auch diese zu benennen: Wo ist der oder die Therapeut*in ähnlich wie Vater, Mutter, Chef, Bruder, Kollegin etc.

Die Übertragungsszene wie die Amplifikation helfen Zugang zu den inneren Prozessen der Patient*innen zu finden (Abb. 32) und sie helfen dabei, das zunächst Störende in der Therapie nutzbar zu machen.

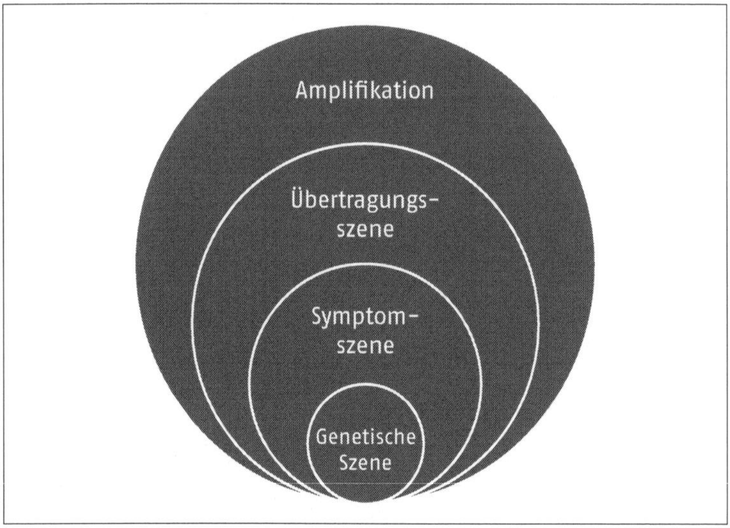

Abbildung 32: Ebenen der Beziehung

Zusammenfassung störungsorientierten Vorgehens mit der Amplifikation

Die Amplifikation kann von Patient*innen mit unterschiedlichen Strukturniveaus genutzt werden, da die meisten Menschen einen intuitiven, natürlichen Zugang zu kulturellen Konserven wie Mythen, Märchen oder Szenen aus der kulturellen Produktion einer Gesellschaft wie Kinofilme und Theaterstücke haben.

Ein gewisses Maß an Abstraktionsvermögen ist jedoch nötig, um vollumfänglich von der Amplifikation profitieren zu können.

Auf der Abstraktionsebene der Amplifikation ist das Risiko der Beschämung geringer, was für Patient*innen mit narzisstischer Akzentuierung von Bedeutung ist. Die Amplifikation hilft bei der Klärung der Beziehungswahrnehmung und entlastet.

Störungsorientiert abgewandelt ist die Amplifikation zusammenfassend bei folgenden psychischen Problembereichen oder Erkrankungen hilfreich:

Narzisstische Akzentuierung und Persönlichkeitsorganisation
▪ Mythos, Märchen, Kulturgüter, soziale Rollen ▪ Keine Argumenation gegen die Abwehr
Übertragungskonflikte
▪ Szenenwechsel durch die Ebenen der Beziehung ▪ Differenzerleben ▪ Wiederholung und Fortschritt

4.9 Sharing

Patient*innen fühlen sich spontan entlastet, wenn sie hören: »Das kenn ich auch …!« oder »Mir geht's wie dir.« Im Gruppensetting des Psychodramas wird das Sharing, das Teilen einer Erfahrung, am Ende einer gespielten Szene immer erfragt. »Die Techniken Sharing und Amplifikation stellen […] Sinnzusammenhänge her mit analogen Konflikterfahrungen *anderer* Menschen. Dadurch wird der Einzelne mit seinem individuellen Problem wieder in die Gemeinschaft der Menschen aufgenommen und erkennt sein *individuelles* Leiden neu als Teil allgemein menschlicher Erfahrungen« (Krüger 2015, S. 31). Das Sharing hat aber auch einen zweiten Sinn, nämlich dass sich die Zuschauer*innen von eigenen Gefühlen befreien können, die durch das Betrachten einer ihnen bekannten Szene entstanden sind (Schlüter 2018).

Ein Sharing wird in der Ich-Form gegeben und es bezieht sich ausschließlich auf die Person des oder der Protagonist*in; es wird nur dies geteilt, nicht etwa das, was andere Mitspieler*innen auf der Bühne erlebt haben.

Wie bereits die Amplifikation (4.8) gründet die Wirkung des Sharings für die Protagonist*innen darauf, dass sie erleben, mit ihrer Fragestellung oder Belastung nicht allein zu sein auf der Welt, also der *Universalität des Leidens* nach Yalom (1996). Deshalb ist es beim Sharing auch von zentraler Bedeutung, dass keine Ratschläge oder eigenen Lösungsversuche und Ideen hinzugefügt werden. Das Sharing soll nur die Gemeinsamkeit hervorheben, nicht die Richtung einer Lösung vorgeben.

Das Sharing im Monodrama

Im Monodramasetting sind nur ein*e Patient*in und ein*e Therapeut*in anwesend, das bedeutet, dass keine Gruppe für ein Sharing genutzt werden kann. Theoretisch kann auch der oder die Therapeut*in ein Sharing geben, häufig wird dies aber von Patient*innen als unauthentisch bis anbiedernd aufgefasst. Ein Sharing ist eine äußerst wirksame Intervention, gleichwohl muss man sich als Therapeut*in gut überlegen, wie viel Sharing ein*e Patient*in verträgt. Meist ist es sinnvoller, die entlastende Funktion des Sharings stellvertretend auszudrücken (Bsp. Tabea).

Beispiel Tabea:
Die 29-jährige Tabea hat von ihren Beziehungsängsten erzählt. Sie hat immer wieder Beziehungen, die als Fernbeziehung gut funktionieren, aber sobald der Partner bei ihr einzieht, wird es ihr

eng, will sie weg, und es endet immer so, dass einer von beiden nach heftigen Streits, die in Phasen von sich Anschweigen übergehen, aus der gemeinsamen Wohnung auszieht. Gerade ist Tabea wieder zu ihren Eltern zurückgezogen, in die kleine Einliegerwohnung im Haus. Tabea schämt sich sehr, erzählt sehr stockend: »Es kann doch nicht sein, dass ich mit fast 30 Jahren wieder bei meinen Eltern wohne! Ich kann das niemandem erzählen. Ich glaub, ich bin total gestört.« Der Therapeut gibt in anonymisierter Form ein stellvertretendes Sharing: »Letzte Woche hatte ich zwei Patient*innen in der Praxis, die beide etwas Ähnliches erzählt haben wie Sie jetzt. Ein junger Mann, der sehr unter seinen Beziehungsängsten leidet und eine Frau, die auch mit knapp 30 Jahren wieder bei ihren Eltern wohnt und an sich und ihrem scheinbar unerfüllbaren Wunsch nach Nähe verzweifelt.«

Störungsorientiertes Sharing bei Themen von Schuld und Scham oder anderweitig großer Belastung

Besonders die Affekte Schuld und Scham bei Protagonist*innen sind Indikationen für das Sharing. Ein Schuldgefühl und/oder das Erleben von Scham stellen sehr schwer aushaltbare Gefühle dar, die einer Entlastung bedürfen. Zuallererst denkt man bei diesen Affekten natürlich an Patient*innen mit einem ausgeprägten Selbstwertproblem, schweren Depressionen, einer schweren man-made Traumatisierung oder einer Suchterkrankung. Hier zeigt sich, dass das störungsorientierte Modell ein Kreismodell ist, denn bei diesen Patient*innen sind, wie in Kapitel 4.1 und 4.2, der Szenenaufbau und das Doppeln angezeigt. Aber wegen der Begleitaffekte dieser Störungen ist eben auch das Sharing eine zentrale Intervention, die den betroffenen Menschen hilft.

Störungsorientiertes Sharing bei Psychose und schweren strukturellen Störungen

Was bei der Thematik von Schuld und Scham beschrieben wurde, gilt auch für Menschen, die unter einer psychotischen Erkrankung oder Störung leiden. Ist die psychotische Phase vorüber, erleben diese Menschen häufig auch Gefühle von Schuld, Scham und Versagen und profitieren demnach besonders von Sharings anderer, ebenfalls betroffener Menschen. Menschen, die unter einer Psychose leiden, erleben oft das Gegenteil eines Sharings. Sie werden meist von anderen damit konfrontiert, dass sie die Wirklichkeit »falsch« oder »verzerrt« sehen. Daher ist das Sharing im Sinne einer korrigierenden Erfahrung hier besonders wohltuend.

Nach einem störungsorientierten Szenenaufbau eines *Psychosegartens*[25] in einer monodramatischen Sitzung mit einem Patienten ist das Formulieren mehrerer stellvertretender Sharings für die betreffende Person äußerst entlastend. Das Teilen von Erfahrungen *(shared reality)* stabilisiert die Patient*innen, während die Konfrontation mit der nicht-psychotischen Wirklichkeit eher destabilisiert.

Zusammenfassung störungsorientierten Vorgehens mit dem Sharing

Um ein angemessenes Sharing zu geben, braucht es ein gut integriertes Strukturniveau (OPD-2), das bei den Therapeut*innen in aller Regel vorausgesetzt werden kann. Für das Empfangen oder Hören eines (stellvertretenden) Sharings sind keine strukturellen Persönlichkeitsvoraussetzungen für die Protagonist*innen gegeben. Es setzt maximal ein Mindestmaß an »Frustrationstoleranz« voraus, dass auch andere Menschen an ähnlichen Situationen leiden können. Hier gibt es also eine Einschränkung, wenn Menschen sehr stark pro-

25 Im Psychosegarten auf der Tischbühne werden von dem oder der Patient*in verschiedene kuriose »Gewächse« gepflanzt: da wachsen neben einer Paranoiapflanze, Schamgewächse oder Stimmen in verschiedenen Variationen.

jektiv abwehren (»Keiner kann mich verstehen, nur mir geht es so schlecht, allen anderen geht es sicher besser!«) und eine empathische Position anderer nicht gut aushalten können.

Störungsorientiert abgewandelt ist das Sharing zusammenfassend bei folgenden psychischen Problembereichen oder Erkrankungen hilfreich:

Grundsätzlich bei allen Problemen und Störungen
▪ Universalität des Leidens als psychotherapeutischer Wirkfaktor
Bei Themen, die mit Schuld- und Schamgefühlen zu tun haben
▪ Entlastung von dem Gefühl, allein zu sein mit der Scham ▪ Der Fokus wird von der eigenen Person weg verlagert
Psychose
▪ Shared reality statt Konfrontation ▪ Ich bin nicht allein

Mit dem Sharing sind die zentralen störungsorientierten Monodrama-Techniken abgeschlossen. Das folgende Kapitel gehört jedoch auch zu den klassischen Interventionen im Psycho- wie im Monodrama, daher sind sie hier noch aufgeführt: die Veränderungen in der Zeit.

4.10 Veränderung in der Zeit

Zeitperspektiven

Zimbardo et al. (2013) haben mit der Zeitperspektiventherapie ein Modell beschrieben, wie durch eine Veränderung der Zeitwahrnehmung Störungen, hier besonders Posttraumatische Belastungsstörungen, behandelt werden können. Die Autor*innen stellen fest, dass sich Menschen danach unterscheiden lassen, welche Hauptzeitperspektive sie haben (Abb. 33).

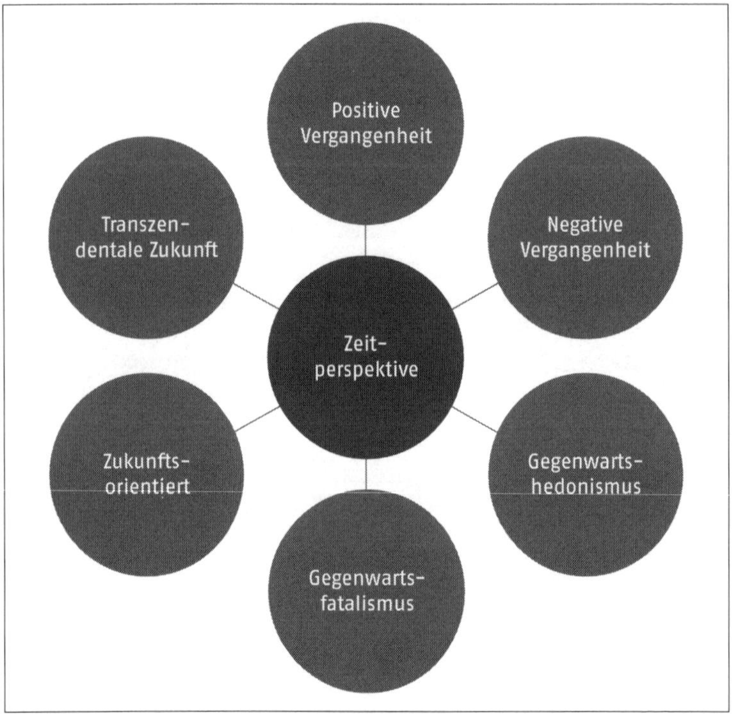

Abbildung 33: Hauptzeitperspektiven nach Zimbardo (2013)

Die Zeitperspektiventherapie zielt auf eine Veränderung der Ausbalancierung der drei Zeitbereiche Vergangenheit, Gegenwart und Zukunft. Im Monodrama können entweder die drei Zeitbereiche, oder differenzierter, die sechs Hauptbereiche (Abb. 33) mit Stühlen auf der Zimmerbühne repräsentiert werden. Der oder die Protagonist*in wandert durch die verschiedenen Stationen und exploriert dabei seine inneren Bereiche. Die Aufgabe der Therapeut*innen ist dabei die Unterstützung bei der Exploration und Anreicherung der jeweiligen Positionen.

Eine Kurzversion der Zeitperspektiventherapie ist das Tool *Drei (Zeit-)Perspektiven* (Stadler et al. 2019, S. 230 ff.), bei dem die Protagonist*innen nacheinander auf drei Stühlen Platz nehmen und aus den unterschiedlichen Perspektiven auf die Fragestellung oder Problemlage blicken. Das Wandern auf der Zeitachse hat einen Bezug zum Rollenspiel entlang einem roten Faden der Zeit, wie er in Kapitel 4.3 beschrieben wurde.

Tempoveränderung

Aus der psychodramatischen Bühnenarbeit und aus der hypnotherapeutischen Bildschirmtechnik (Reddemann 2020) ist die Veränderung der Geschwindigkeit des Zeiterlebens (Zeitlupe, Zeitraffer, Freeze) als wirkungsvoller Behandlungsfaktor bekannt. Die Zeit und ihr Erleben verändern vieles.

Das Vorgehen in *Zeitlupe* durch eine Szene intensiviert das Erleben der Protagonist*innen. Das Herunterbremsen gibt Gelegenheit, Gedanken und Gefühle sowie Handlungsimpulse deutlicher wahrzunehmen und ihnen mehr Raum zu geben. Eine Indikation ist damit gegeben bei Patient*innen, die dazu neigen, schnell über emotional relevante Erlebnisse hinwegzugehen. Sichtbar werden kann dies durch ein häufiges Springen von Thema zu Thema oder durch ein schnelles Abtun (»Das ist mir passiert, aber das ist nicht so wichtig …«). In Zeitlupe wird mehr gespürt. Die Kontraindikation ist damit auch gegeben: Sind Situationen zu bedrohlich und potentiell traumatisierend, sollte statt einer Intensivierung eher auf ein Cool Down geachtet werden.

Das Arbeiten mit dem *Zeitraffer* eignet sich als emotionaler Abkühler. Neben der Arbeit auf der Tischbühne, die durch die Metaperspektive Distanz schafft, ist auch das schnelle Durchwandern einer Szene wie im Zeitraffer hilfreich, wenn eine Übererregung vorliegt und die Patient*innen Abstand von den Affekten bekommen müssen. Im Zeitraffer sind Details nicht so gut wahrnehmbar und es wird der Aspekt betont, dass Erlebnisse auch schnell vorübergehen. Eine Indikation für die Zeitraffung ist besonders bei Posttraumatischen Belastungsstörungen gegeben, vor allem, wenn ein Hyperarousal vorliegt.

Das Einfrieren oder *Freeze* ist die letzte Tempoveränderung. Es erlaubt Hilfe in beide Richtungen, einmal in Richtung Intensivierung und einmal in Richtung Erhöhung der Kontrolle. Wird auf der Bühne eine Situation eingefroren, geht eine Handlung nicht mehr weiter, so kann eine Mentalisierungspause in der Spiegelposition eingeschoben werden. Wie beim Betätigen der PAUSE-Taste auf einem Wiedergabegerät entsteht Luft zum Atemholen, um sich Gedanken zu machen oder um sich außerhalb der Szene zu bewegen (»Ich möchte Sie einladen, mal einen Moment anzuhalten und aus der Szene herauszutreten. Sie können sich mal abschütteln und durchatmen. Die Szene geht nicht verloren. Wir haben nur auf PAUSE gedrückt«). Die Protagonist*innen gewinnen Kontrolle zurück. Die Spiegelposition kann aber auch für eine emotionale Verdichtung sorgen (»Was sehen Sie von hier außen, wenn Sie sich in dieser Szene anschauen?«)

Begegnung mit meinem zukünftigen ICH

Bei dieser Begegnung mit sich selbst wird im Monodrama auf den Kniff der Zeitreise zurückgegriffen (Stadler et al. 2019, S. 223 ff.). Durch die Vorwärtsbewegung auf der Zeitachse in ein zukünftiges Ich wird eine Dialogmöglichkeit geschaffen zwischen einem Ich heute und einem Ich morgen. Durch Aufstellen zweier Stühle werden die beiden Positionen (Gegenwärtiges ICH und zukünftiges ICH) markiert, und die Protagonist*innen wechseln hin und her und kommen so miteinander in eine Art Selbstgespräch. Dies kann thematisch vorbereitet werden, indem die Fragestellung für die Begegnung vorab von den Protagonist*innen benannt wird, es kann aber auch eine Art Stegreifdialog entstehen, der einen allgemeinen Selbsterfahrungsfokus hat. Ähnlich einer Inneren-Kind-Arbeit kann auch die Zeitperspektive weit gewählt werden, z. B. durch die Vorgabe, einem Inneren Greis oder einer Inneren weisen Frau zu begegnen.

Die Begegnung mit dem künftigen Ich hilft bei der Suche nach Ressourcen, wenn sie in der Vergangenheit oder Gegenwart nicht zugänglich sind, bei dem grundsätzlichen Wunsch, zur augenblicklichen Situation etwas Abstand zu gewinnen, und wenn lebensprägende Entscheidungen durch Ambivalenzgefühle blockiert sind.

Zusammenfassung störungsorientierten Vorgehens mit Zeitveränderungen

Veränderungen in der Zeit sind mächtige Interventionen, wie schon beim Rollenspiel beschrieben war. Sie setzen eine Bereitschaft und die Möglichkeit voraus, dass die aktuelle Gegenwartsposition und/oder das Zeiterleben (Tempo) für einen Moment relativiert werden. Wenn dies bedrohlich ist, sind diese Veränderungen nicht indiziert. Können sich Patient*innen jedoch auf eines dieser Zeitexperimente einlassen, ist die Macht des Geistes und des Vorstellungsvermögens unmittelbar spürbar.

Veränderungen in der Zeit sind zusammenfassend bei folgenden psychischen Problembereichen oder Erkrankungen hilfreich:

Zeitperspektiventherapie
■ Explorieren der Zeitgewichtungen (Vergangenheit, Gegenwart, Zukunft) ■ Ausbalancieren der 6 Zeitperspektiven
Zeitlupe
■ Intensivierung zum besseren Verständnis
Zeitraffer
■ Schutz vor Bedrohlichem ■ Relativierung
Freeze
■ Schutz und Distanz durch Innehalten ■ Intensivierung durch Abstand
Begegnung mit meinem zukünftigen Ich
■ Innerer Dialog ■ Der oder die weise Person aus der Zukunft

KAPITEL 5

Monodrama in der Supervision

Die Supervision gehört beim beraterischen und therapeutischen Arbeiten als Qualitätsinstrument zum effektiven Arbeiten. Der Blick von außen und die damit verbundene Reflexion hilft durch die Mentalisierung 2. Ordnung systematische Fehler zu vermeiden. Fehler, die entstehen, weil es Berater*innen und Therapeut*innen nicht immer gelingt, eine Außenperspektive einzunehmen und damit die Gegenübertragungsreaktionen zu identifizieren und für den Prozess zu nutzen. Auch eigene blinde Flecke und Übertragungen auf die Klient*innen und Patient*innen können in der Supervision erkannt werden.

Supervision im Einzelsetting auf der Zimmerbühne und auf der Tischbühne

In der monodramatischen Supervision, sei es auf der Tisch- oder der Zimmerbühne, findet neben der szenischen Darstellung der Klient*in-Therapeut*in-Interaktion eine Mentalisierung dieser Beziehung statt. Wie bereits bei den Monodrama-Techniken beschrieben, fördert die Arbeit an der Tischbühne durch die automatisch entstehende Metaperspektive die Mentalisierung stärker.

Im Rahmen der Supervision nehmen Supervisand*innen die Position ihrer Klient*innen ein und lernen so vor allem über die Technik des Rollenwechsels ihre Empathie zu verbessern, und durch den Rollenwechsel zurück in die eigene Rolle die entsprechend passende Intervention zu entwickeln. Gemeinsam mit den Supervisor*innen wird die gespielte therapeutische oder beraterische Beziehung in der Spiegelposition oder nach Beendigung der Spielszene durch das Rollenfeedback mentalisiert.

Online-Supervision im Einzelsetting

Monodramatische Supervision ist auch im Online-Setting möglich. Statt im realen Raum der Supervisand*innen oder der Supervisor*innen findet das Treffen im virtuellen Raum statt. Wichtig bei dieser Variante ist, dass den Supervisand*innen vorab mitgeteilt werden muss, dass sie selbst bei sich für eine Bühnenmöglichkeit sorgen müssen. D.h. sie sollten neben den technischen Möglichkeiten (Computer, Kamera, Headset) auch ausreichend Platz hinter ihrer Sitzposition und dort zwei weitere Stühle vorbereitet haben, die für das szenische Arbeiten auf der Zimmerbühne gebraucht werden. Auch eine Tischfläche für die Arbeit auf der Tischbühne und etwas bereitgestelltes Material sind hilfreich. Als Material dienen zur Not aber auch Alltagsgegenstände wie ein Locher, ein Spitzer, eine Tasse oder ein Glas.

Die Supervisor*innen leiten die Supervisand*innen dabei an, wie sie bei sich szenisch arbeiten. Manchmal kann es im Prozess hilfreich sein, wenn die Supervisor*innen stellvertretend etwas bei sich demonstrieren oder vorspielen. Entscheidend für die Mentalisierung ist jedoch, dass die Supervisand*innen am Ende den Handlungsschritt auf der Bühne selbst vollziehen.

Selbstsupervision

Bei der Selbstsupervision wird aus der Not eine Tugend gemacht. Es handelt sich um eine von Krüger (2015, 37 ff.) beschriebene und von anderen Psychodramatiker*innen (Marlok et al. 2015) beforschte Form der Supervision mit sich selbst.

Das Vorgehen muss einmal erklärt, kann dann aber ohne weiteres auch alleine durchgeführt werden, so werden die Berater*innen und Therapeut*innen für eine Sequenz zu ihren eigenen Supervisor*innen. Es handelt sich bei der Selbstsupervision um einen fiktiven Dialog, der mithilfe sequentieller Rollenwechsel ausgespielt wird.

Dies sind die folgenden Schritte (in Anlehnung an Krüger 2015)[26]:

---

26 Das Vorgehen wird der besseren Lesbarkeit halber für einen Patienten und eine Therapeutin beschrieben.

a. Zunächst werden zwei Stühle einander schräg gegenüber aufgestellt, ein Stuhl für die Therapeutin (Protagonistin) und einer für den Patienten (Antagonist).
b. Die Therapeutin stellt sich ihren Patienten auf dem anderen Stuhl vor, wie er sitzt, wie er sie anblickt, wie er spricht.
c. Als nächstes beginnt die Therapeutin das Gespräch. Sie sagt dem Patienten alles, was sie in Bezug auf ihn denkt, fühlt, und was für Impulse sie ihm gegenüber hat. Es geht dabei nicht um ein möglichst fachlich-therapeutisches Gespräch, also um ein möglichst detailgetreues Abbild der Therapiestunden, sondern darum, dass einmal in der Als-ob-Beziehung des Spiels alles ausgesprochen wird.
d. Dann wechselt die Therapeutin auf den Stuhl des Patienten und nimmt dessen Rolle, inclusive dessen Körperhaltung und Mimik, ein und antwortet in derselben Offenheit der Therapeutin.
e. Diese Wechsel werden wiederholt vollzogen (ca. 15 Minuten). Je öfter gewechselt wird, desto besser, da dann die therapeutische Beziehung sicht- und erlebbarer wird. Auch das Risiko, nur die eigene Position zu verteidigen und sich der Einfühlung in den Patienten zu verweigern, wird durch einen mehrfachen Wechsel geringer.
f. Am Ende ist es hilfreich, sich ein paar Notizen zu machen zu den drei Fragen:
Was habe ich Neues bei mir erkannt?
Was habe ich Neues beim Patienten erkannt?
Was ist für mich neu in unserer Beziehung?

KAPITEL 6

Literatur

Ameln, F. v., Schnabel, K. & Stadler, C. (2019). Psychodramatische Arbeit mit inneren Anteilen. Zeitschrift für Psychodrama und Soziometrie, 18(1): 23–40

Arbeitskreis OPD (2014). OPD-2 – Operationalisierte Psychodynamische Diagnostik: Das Manual für Diagnostik und Therapieplanung. 3. Aufl. Göttingen: Hogrefe

Bateman, A. W. & Fonagy, P. (2008). Psychotherapie der Borderline-Persönlichkeitsstörung. Ein mentalisierungsgestütztes Behandlungskonzept. Gießen: Psychosozial

Bateman, A. W. & Fonagy, P. (2015). Handbuch Mentalisieren. Gießen: Psychosozial.

Bender, W. & Stadler, C. (2012). Psychodramatherapie. Grundlagen, Methodik und Anwendungsgebiete. Stuttgart: Schattauer

Blatner, A. (2001). Psychodramatic Methods for Facilitating Bereavement. In: P. F. Kellermann & M. K. Hudgins (Eds.). Psychodrama with Trauma Survivors. Acting out your Pain. (pp. 41–50). London: Jessica Kingsley Publishers

Chalupsky, K. (2018). Monodrama bei Menschen mit Angststörungen. In: S. Kern & S. Hintermeier (Hrsg.). Psychodrama-Psychotherapie im Einzelsetting. Theorie und Praxis des Monodramas. (S. 362–374) Wien: facultas

Chesner, A. (2019). Working with addictions. The addictions compass and intergenerational action genogram. In: A. Chesner (ed.) One-to-One Psychodrama Psychotherapy. Applications and Technique (S. 68–79). Abingdon: Routledge

Csikszentmihalyi, M. (2010). Flow: Das Geheimnis des Glücks. Stuttgart: Klett Cotta

Dahlbender, R. W. & Tritt, K. (2011). Einführung in die Operationalisierte Psychodynamische Diagnostik (OPD). Psychotherapie Bd. 16 (1): 28–39

Fonagy, P. & Target, M. (2006). Psychoanalyse und die Psychopathologie der Entwicklung. Stuttgart: Klett-Cotta

Förstl, H. (Hrsg.) (2012). Theory of Mind. Neurobiologie und Psychologie sozialen Verhaltens. 2. Aufl. Heidelberg: Springer

Gneist, J. (2003). Wenn Hass und Liebe sich umarmen. Das Borderline-Syndrom. München: Piper

Grimmer, K. (2007). Psychodrama bei Angststörungen. Überlegungen und Techniken zur Therapie von Angststörungen. Masterthese an der Donau-Universität Krems

Herpertz, S. C., Caspar, F. & Mundt, C. (Hrsg.) (2007). Störungsorientierte Psychotherapie. München: Elsevier

Hintermeier, S. (2018). Monodramatische Handlungs- und Bühnentechniken. In: S. Kern & S. Hintermeier (Hrsg.). Psychodrama-Psychotherapie im Einzelsetting. Theorie und Praxis des Monodramas. (S. 235–252) Wien: facultas

Holmes, P. (2015). The Inner World Outside. Object Relations Theory and Psychodrama. 2. Aufl. Hove: Routledge

Kern, S. (2015). Den Blick in den psychodramatischen Spiegel wagen. Grundlagen der Spiegeltechnik im klinischen Kontext und im Coaching. Zeitschrift für Psychodrama und Soziometrie, 14(2): 237–249 DOI 10.1007/s11620-015-0282-0

Kern, S. (2018). Monodramatische Arrangements. In: S. Kern & S. Hintermeier (Hrsg.). Psychodrama-Psychotherapie im Einzelsetting. Theorie und Praxis des Monodramas. (S. 215–234) Wien: facultas

Kern, S. und Hintermeier, S. (Hrsg.) (2018). Psychodrama-Psychotherapie im Einzelsetting. Theorie und Praxis des Monodramas. Wien: facultas

Kirsch, H., Brockmann, J. & Taubner, S. (2016). Praxis des Mentalisierens. Stuttgart: Klett-Cotta

Kreisman, J. J., Straus, H. & Gormann, B. (2012). Ich hasse dich, verlass mich nicht. Die schwarzweiße Welt der Borderline-Persönlichkeit. Komplett aktualisierte und erweiterte Neuausgabe. 7. Aufl. München: Kösel

Krüger, R. T. (1997). Kreative Interaktion. Tiefenpsychologische Theorie und Methoden des klassischen Psychodramas. Göttingen: Vandenhoeck & Ruprecht

Krüger, R. T. (2001). Psychodrama in der Behandlung von psychotisch erkrankten Menschen. Praxis und Theorie. Gruppenpsychotherapie und Gruppendynamik, 17: 254–273

Krüger, R. T. (2003). Indikationen und Kontraindikationen für den Rollentausch in der psychodramatischen Psychotherapie. Zeitschrift für Psychodrama und Soziometrie, 1(1): 91–115

Krüger, R. T. (2004). Wirkfaktor Kreativität. Theorie und Praxis der zentralen Psychodramatechniken. Unveröffentlichtes Manuskript

Krüger, R. T. (2013). Wo das Wünschen noch geholfen hat. Die Arbeit mit dem Bewältigungsmärchen. Zeitschrift für Psychodrama und Soziometrie, 12: 103–112 DOI 10.1007/s11620-012-0184-3

Krüger, R. T. (2015). Störungsspezifische Psychodramatherapie. Theorie und Praxis. Göttingen: Vandenhoeck & Ruprecht

Kunz Mehlstaub, S. & Stadler, C. (2018). Psychodramatherapie. Stuttgart: Kohlhammer

Marlok, Z., Török, G., Martos, T.,& Czigány, L. (2015). Wirksamkeitsuntersuchung zur Selbstsupervision mit Rollentausch unter Angehörigen helfender Berufe. Zeitschrift für Psychodrama und Soziometrie, 14(1): 217–233

Mead, G. H. (1968). Geist, Identität und Gesellschaft aus der Sicht des Sozialbehaviorismus, Frankfurt a. M.: Suhrkamp-Verlag

Miller, A. (2008). Tod eines Handlungsreisenden. Gewisse Privatgespräche in zwei Akten und einem Requiem. Frankfurt am Main: Fischer

Miller, W. & Rollnick, S. (2015). Motivierende Gesprächsführung. Motivational Interviewing. Freiburg: Lambertus

Moreno, J. L. (1959). Gruppenpsychotherapie und Psychodrama. Einleitung in die Theorie und Praxis. Stuttgart: Thieme

Pruckner, H. & Schacht, M. (2003). Machen Sie bitte einen ???? Zur Begrifflichkeit von Rollenwechsel und Rollentausch. Zeitschrift für Psychodrama und Soziometrie, 2(1): 7–15

Reddemann, L. (2019). Imagination als heilsame Kraft. Ressourcen und Mitgefühl in der Behandlung von Traumafolgen. 21. Aufl. Stuttgart: Klett Cotta

Reddemann, L. (2020). Psychodynamisch Imaginative Traumatherapie: PITT® – Das Manual. Ein resilienzorientierter Ansatz in der Psychotraumatologie. 10. Aufl. Stuttgart: Klett-Cotta

Rojas Bermúdez, J. (2003). Vom Gegenstand zum Instrument. Das intermediäre und das intra-intermediäre Objekt im Psychodrama. Zeitschrift für Psychodrama und Soziometrie, 2(2): 331–349. DOI 10.1007/s11620-003-0028-2.

Rudolf, G. (2012). Strukturbezogene Psychotherapie: Leitfaden zur psychodynamischen Therapie struktureller Störungen. Stuttgart: Schattauer

Sack, M. (2005). Folgen schwerer Traumatisierungen – klinische Bedeutung und Validität der Diagnose komplexe posttraumatische Belastungsstörung. Hannover: Medizinische Hochschule www.martinsack.de Abruf 02. 06. 2020

Schacht, M. (2003). Innerer Rollenwechsel und Rollentausch: Welche Kompetenzen brauchen wir? Zeitschrift für Psychodrama und Soziometrie, 1(1): 17–35

Schacht, M. (2010). Das Ziel ist im Weg. Störungsverständnis und Therapieprozess im Psychodrama. Wiesbaden: Springer VS

Schacht, M. (2015). Mehr als Spiegeln. Selbsterkenntnis entwicklungspsychologisch betrachtet. Zeitschrift für Psychodrama und Soziometrie, 14(2): 189–200 DOI 10.1007/s11620-015-0279-8

Schaller, R. (2001). Das große Rollenspielbuch. Grundtechniken, Anwendungsformen, Praxisbeispiele. Weinheim: Beltz

Schlüter, C. (2018). »Ich teile mit dir …«. Das Sharing als zentrale Technik des Psychodramas. Zeitschrift für Psychodrama und Soziometrie 17(2): 203–213 Doi.org/10.1007/s11620-018-0446-9

Schnabel, K., v. Ameln, F., & Stadler, C. (2019). Innere Anteile und lebendige soziale Teilhabe. Pluralistische Konzeptionen des Selbst in verschiedenen Theorienansätzen. Zeitschrift für Psychodrama und Soziometrie, 18(1): 7–22

Stadler, C. (1999). Zur Problematik des »Täter-Opfer-Rollentauschs«. Psychodrama im Licht der Traumatherapie. Überlingen: Moreno-Institut

Stadler, C. (2014). Psychodrama. München: ERV

Stadler, C. (2015). Traum und Märchen. Handlungsorientierte Psychotherapie. Stuttgart: Kohlhammer

Stadler, C. (2017). Ich bin viele. Psychotherapie mit Ich-Anteilen. München: ERV

Stadler, C. (2019). Strukturniveau und kreativer Zirkel als Indikatoren für den Einsatz von Objekten und Symbolen im psychotherapeutischen Prozess. Zeitschrift für Psychodrama und Soziometrie, 18(2): 195–210. DOI 10.1007/s11620-019-00486-4

Stadler, C. (2020). Aufstellungsarbeit von Träumen. In: C. Stadler & B. Kress (Hrsg.). Praxishandbuch Aufstellungsarbeit. (S. 461–476) Wiesbaden: Springer. DOI 10.1007/978-3-658-18152-9_27-1

Stadler, C. & Kress, B. (Hrsg.) (2020). Praxishandbuch Aufstellungsarbeit. Heidelberg: Springer Reference

Stadler, C. & Marlok, Z. (2018). Von der Identifizierung zum Identifikationsfeedback. Eine psychodramatische Technik. Zeitschrift für Psychodrama und Soziometrie, 17(2): 223–233. DOI 10.1007/s11620-018-0442-0

Stadler, C., Spitzer-Prochazka, S., Kress, B. & Kern, E. (2019). Act creative! Effektive Tools für Beratung, Coaching, Psychotherapie und Supervision. 2. Aufl. Stuttgart: Klett Cotta

Stadler, C., Spitzer-Prochazka, S., Kress, B. & Kern, E. (2020). Stay creative! NOCH MEHR effektive Tools für Beratung, Coaching, Psychotherapie und Supervision. Stuttgart: Klett Cotta

Stadler, C. & Spörrle, M. (2008). Das Rollenspiel. Versuch einer Begriffsbestimmung. Zeitschrift für Psychodrama und Soziometrie 7(2): 165–188. DOI 10.1007/s11620-008-0018-5

Wilson, M. (2002). Six Views of Embodied Cognition. Psychonomic Bulletin & Review 9: 625–636 Doi.org/10.3758/BF03196322

Yalom, I. D. (1996). Theorie und Praxis der Gruppentherapie. 4. Aufl. München: Pfeiffer

Zimbardo, P., Sword, R. & Sword, R. (2013). Die Zeitperspektiventherapie. Posttraumatische Belastungsstörungen behandeln. Bern: Hans Huber

Wo kann ich das Monodrama lernen?

Monodrama-Curricula werden deutschlandweit und international vom Moreno Institut edenkoben/überlingen gGmbH (www.moreno-psychodrama.de) und deren Kooperationspartner*innen angeboten.

Bei den Curricula handelt es sich um jeweils vier Module, die insgesamt 96 Unterrichtsstunden umfassen und den Teilnehmer*innen störungsorientierte Theorie und Praxis des Monodramas vermitteln. Das Angebot wird sowohl in Face-to-Face-Seminaren als auch als Online-Seminaren vorgehalten. Das Curriculum ist Bestandteil der zertifizierten Weiterbildung zum/zur Monodramatherapeut*in.